牙齿健康与口腔保健手册

（第2版）

主　编　屈志国

副主编　陈丽春　孟　晶　陈玉友

　　　　韶　波　洪　勇

编　者（以姓氏笔画为序）

王　宾　白丛佳　朴维英　庄　璐

刘宝国　关　敏　张桂荣　周亚军

赵亚东　贺　娟　贺惠莉　隋　江

翟荣萍　樊卜熙　澈力格尔

人民卫生出版社

·北　京·

图书在版编目（CIP）数据

牙齿健康与口腔保健手册/屈志国主编. —2版
. —北京：人民卫生出版社，2024.1
ISBN 978-7-117-35589-6

Ⅰ.①牙…　Ⅱ.①屈…　Ⅲ.①口腔－保健－手册
Ⅳ.①R780.1-62

中国国家版本馆 CIP 数据核字（2023）第 216092 号

| 人卫智网 | www.ipmph.com | 医学教育、学术、考试、健康，购书智慧智能综合服务平台 |
| 人卫官网 | www.pmph.com | 人卫官方资讯发布平台 |

牙齿健康与口腔保健手册
Yachi Jiankang yu Kouqiang Baojian Shouce
第 2 版

主　　编：屈志国
出版发行：人民卫生出版社（中继线 010-59780011）
地　　址：北京市朝阳区潘家园南里 19 号
邮　　编：100021
E - mail：pmph @ pmph.com
购书热线：010-59787592　010-59787584　010-65264830
印　　刷：北京顶佳世纪印刷有限公司
经　　销：新华书店
开　　本：889×1194　1/32　　**印张**：5
字　　数：104 千字
版　　次：2020 年 12 月第 1 版　　2024 年 1 月第 2 版
印　　次：2024 年 1 月第 1 次印刷
标准书号：ISBN 978-7-117-35589-6
定　　价：42.80 元

打击盗版举报电话：010-59787491　**E-mail：WQ @ pmph.com**
质量问题联系电话：010-59787234　**E-mail：zhiliang @ pmph.com**
数字融合服务电话：4001118166　**E-mail：zengzhi @ pmph.com**

内容提要

如何远离口腔疾病？如何达到"有病早治，无病预防"的目标？如何掌握促进口腔健康的方法？如何正确选择解决口腔问题的途径？全手册包含口腔预防、儿童口腔、牙体牙髓、牙周病、口腔黏膜病、口腔外科、口腔正畸、牙齿种植及口腔修复九个部分，将日常生活中常见的口腔健康问题和常用的口腔保健知识，以图文并茂的形式为读者加以详尽的解释说明。希望本书能让妈妈们知道如何呵护宝宝的牙齿健康；让小朋友们知道爱护牙齿应从小做起；让中年朋友知道健康的生活离不开口腔健康；让老年人知道健康的牙齿可以伴他们终身。爱护牙齿，保护口腔健康，让我们行动起来！

致读者

　　口腔健康被世界卫生组织列为人体健康的十大标准之一，不仅涉及咀嚼、吞咽、发音、面部表情等，同时还与全身情况（如心血管疾病、消化系统疾病、糖尿病等）相关，因此口腔健康是全身健康的重要组成部分。

　　随着技术的进步与材料的发展，口腔疾病的诊疗水平得到较大提升，但"治未病"的理念也一直是口腔医务工作者的考虑，即如何用最小的创伤、最少的经济成本去守护口腔健康。站在内蒙古口腔医学会的平台及角度，除专注搭建平台进行专业技术培训和学术交流，更有提升公众口腔健康素养的职责与担当。

　　故而内蒙古口腔医学会从大众普遍关注的三个方面入手，即"如何识别一些口腔问题""如何预防口腔疾病的发生""口腔问题发生后常见治疗模式有哪些",集结口腔多学科的专家编写《牙齿健康与口腔保健手册》,并于 2020 年 12 月第一次印刷出版,受到了广泛好评。

本次再版仍然以口腔预防、儿童口腔、牙体牙髓、牙周病、口腔黏膜病、口腔外科、口腔正畸、牙齿种植、口腔修复等多专业模式展开,对内容进行补充及修正,同时对图片进行丰富及调整,旨在更好地普及口腔健康知识。希望这本手册对增强大众的口腔保健知识、提升大众的口腔保健水平继续发挥重要作用。

内蒙古口腔医学会会长　陈丽春

2023 年 8 月

编者的话

　　口腔健康是反映健康和生命质量的一面镜子，口腔疾病对口腔乃至全身健康、发音、面容和心理都有影响，我国居民口腔健康状况不容乐观。

　　口腔疾病会导致和加剧许多全身性疾病，如心脑血管疾病、呼吸系统疾病、消化系统疾病、糖尿病等，此外，牙周病还是导致低体重婴儿出生的危险因素之一。患重症牙周炎的孕妇早产和生出低体重儿的危险性为牙周正常孕妇的7.5倍，超过吸烟、饮酒的影响。口腔疾病还可能导致咀嚼功能降低，造成偏食和食欲不振，影响生长发育。

　　如何远离口腔疾病，具有良好的口腔卫生和健全的口腔功能？如何达到"有病

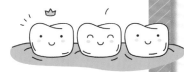

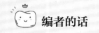

早治，无病预防"的目标？如何掌握促进口腔健康的方法？如何正确选择解决口腔问题的途径？解决这些问题是我们编写这本手册的目的。

《牙齿健康与口腔保健手册》由口腔临床经验丰富的专家编写，包含口腔预防、儿童口腔、牙体牙髓、牙周病、口腔黏膜病、口腔外科、口腔正畸、牙齿种植及口腔修复九个部分。本手册旨在介绍各类口腔常见病的诊治，让大家对口腔疾病有初步认识和了解，普及口腔健康知识，使大家掌握促进口腔健康的方法。

我们真诚地希望，我们所做的工作能为读者提供一些实际的帮助和指导，希望读者能对编写中的不足与疏漏及时给予批评、指正。

内蒙古口腔医学会名誉会长　屈志国

2023 年 8 月

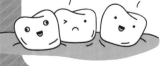

目录

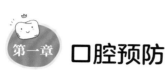

第一章 口腔预防

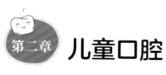

第二章 儿童口腔

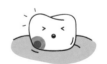

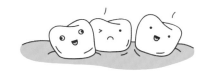

第三章　牙体牙髓

目录

第四章　牙周病

第五章　口腔黏膜病

第六章 口腔外科

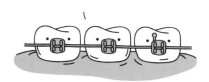

第七章　口腔正畸

第八章 牙齿种植

🦷 **目录**

第九章 口腔修复

目录

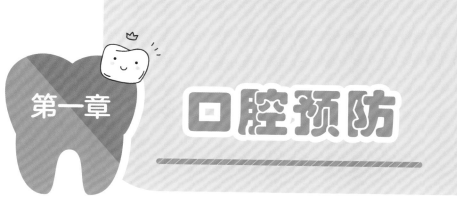

第一章

口腔预防

一、什么是口腔健康

　　我们常说"病从口入"，不仅仅是指不良饮食卫生习惯对全身健康的危害，更重要的是"口腔"作为消化系统的"大门"，它的健康也与全身健康息息相关。例如：口腔感染可增加心脑血管病、糖尿病等慢性病的发病风险。龋病和牙周病会破坏牙齿的硬组织和周围支持组织，不仅影响咀嚼、言语、美观等功能，还会造成社会交往困难和心理障碍。孕妇患口腔感染可能会导致早产或婴儿出生体重过低。由此可见，口腔健康十分重要。

　　口腔健康的标准：牙齿清洁、无龋洞、无疼痛感、牙龈颜色正常、无出血现象。口腔健康要从小做起，每天坚持进行口腔清洁，定期做口腔检查。口腔健康需要我们和口腔专科医师共同努力，才能达到预防为主、防治结合、降低疾病危害的最终目的。

二、促进口腔健康的方法

　　1. 早晚刷牙，饭后漱口。

2. 使用牙线、牙间隙刷等清洁工具。

3. 使用含氟牙膏。

4. 少吃含糖食品。

5. 戒除烟酒，不嚼烟草和槟榔。

6. 不吃过烫或有刺激性的食物。

7. 定期进行口腔检查。

三、定期进行口腔检查

定期进行口腔检查，可达到"有病早治，无病预防"的目的。一般成年人一年检查一次，牙周病患者、牙结石较重者可一季度检查一次；2～12 岁儿童，半年检查一次；孕妇 2～3 个月检查一次。

1. 发现龋齿要及早治疗。

2. 发现牙石和牙龈出血要进行洁治。

3. 矫正错𬌗畸形。

4. 拔掉不具保留价值的残根，处理不良修复体，去除不良刺激。

5. 及时修复缺失牙。

四、口腔常见疾病预防——龋齿预防

消除有关致龋因素，改善口腔环境。

1. 刷牙，使牙间隙清洁；洁牙，去除牙菌斑。

2. 刷完牙后，可以适当用漱口水漱口。

3. 选用含氟牙膏。

五、我们推荐使用的刷牙方法

》巴斯（Bass）刷牙法

目前国际公认有效的刷牙方法是巴斯（Bass）刷牙法，又称龈沟清扫法或水平颤动法，是由美国牙科协会推荐的一种有效去除龈缘附近及龈沟内菌斑的方法。

1. 手持刷柄，将刷头置于牙颈部，刷毛与牙长轴呈45°，刷毛指向牙根方向（上颌牙向上，下颌牙向下），轻微加压，使刷毛部分进入龈沟、部分置于龈缘上。

2. 以2~3颗牙为一组，短距离（约2毫米）水平颤动刷牙4~6次。然后将牙刷向牙冠方向转动，拂刷唇舌（腭）面。注意动作要轻柔。

3. 将牙刷移至下一组2~3颗牙的位置重新放置，注意放置要有1~2颗牙的位置重叠。

4. 刷颊舌（腭）面。采用拂刷方法，在上述第二步和第三步间进行，以保持刷牙动作连贯，要依顺序刷到上、下颌牙弓及唇舌（腭）面的每个部位，不要有遗漏。

5. 刷上前牙腭面时，将刷头竖放在牙面上，使前部刷毛接触龈缘或进入龈沟，做上、下提拉颤动，自上而下拂刷，不做来回拂刷。刷下前牙舌面时，自下而上拂刷。

6. 刷咬合面时手持刷柄，刷毛指向咬合面，稍用力做前后来回刷，注意上、下、左、右区段都必须刷到。

为了保证每个牙面都有足够的拂刷时间，每次刷牙时间不少于3分钟。为了控制牙菌斑，保持口腔卫生与口气清新，至少每天早、晚各刷牙一次。

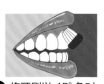

❶ 将牙刷以 45° 角对准前牙表面，保证刷毛同时接触牙齿和牙龈。

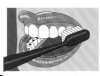

❷ 小范围圆弧震颤移动牙刷。

❸ 将牙刷前后移动 2～3 牙位，拂刷清洁后牙的内表面。

❹ 竖直牙刷头上、下提拉颤动，自上而下拂刷，清洁上前牙内表面。

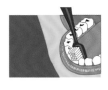

❺ 竖直牙刷头上、下提拉颤动，自下而上拂刷，清洁下前牙内表面。

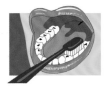

❻ 前后移动牙刷，清洁牙齿咬合面。

六、什么是牙线和牙线棒

　　牙线为尼龙、塑料等纤维制成的细线，是一种清洁牙齿的用品。刷牙只能清洁牙齿的内、外两面及牙龈以上的区域，对于牙齿相邻面和牙周袋的牙垢、菌斑等，推荐使用牙线清洁。长期坚持使用牙线可以减少牙周病及口臭、蛀牙等疾病。

　　牙线棒又称牙线签，是一种在日常口腔护理中配合牙刷一起使用的产品。和牙线相比，牙线棒具有更方便、高效、安全、卫生等优点。

七、使用牙线的图解方法

　　取一段约 40 厘米长的牙线，分别缠绕双手的中指，拉紧，用拇指和示指（食指）指腹控制牙线。

将牙线放在两颗牙齿之间的牙缝中，向牙龈方向轻柔地施加压力，左右拉动牙线，使牙线顺利滑入牙间隙。切忌使用暴力把牙线压进牙间隙，那样会导致牙龈损伤。牙线进入牙间隙后分别向口内、口外压紧牙线，左、右拉动牙线，轻柔地上、下彻底清洁前、后牙齿的邻面。然后向着咬合面把牙线提拉出来。重复以上步骤，直到清洁好每一个牙邻面。

每天饭后，用 10 分钟左右时间认真清洁每一颗牙齿，配合正确地刷牙、使用漱口护理液，将会非常有效地防止龋齿和牙结石的产生，也可以预防牙周炎的发生。

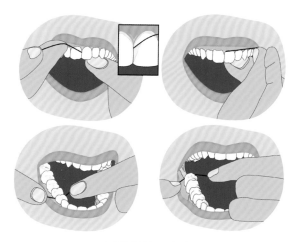

牙线的使用方法

虽然牙线在日常生活中的使用十分频繁，但仍有一些值得我们注意的事项。

1. 牙线放入牙缝时要慢慢滑动下放，以免太过用力伤害到牙龈。

2. 牙线最好是每天晚饭后使用一次，用得过多对牙齿也有伤害。

3. 牙线并不能代替正常的刷牙及漱口水的使用。

4. 牙线是一次性用品，用后请不要再次使用。

5. 一定要购买正规品牌的牙线，以免牙线本身对身体造成危害。

八、牙间隙刷的使用方法

当龈乳头退缩导致牙齿邻面有间隙、牙齿邻面外形不规则或根面有凹陷时，清除邻面菌斑的最佳方法是使用牙间隙刷。另外，牙间隙刷还适用于清除牙根分叉处的菌斑。选用直径适宜的牙间隙刷，将牙间隙刷刷头顺牙间龈乳头方向伸入到牙间隙处或牙根分叉处，在牙缝处轻轻地来回移动，刷除菌斑。一般在每晚睡前刷牙后使用牙间隙刷即可。

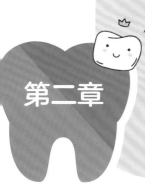

第二章

儿童口腔

在日常门诊工作中我们经常看到一种现象：三四个家长陪同一个两三岁的孩子就诊，家长们七嘴八舌地描述着孩子前来就诊的原因，例如"孩子这几天不好好吃饭，时不时说牙疼，昨天晚上疼得厉害，一晚上没睡觉，现在脸有点儿肿，还有点儿发烧。"在医师给孩子做口腔检查时，家长们还会焦虑地询问病情严不严重，是否需要输液消炎。但是当医师说孩子的牙齿需要通过治疗来解决问题，治疗时需要"打麻药"，可能会有一定的疼痛感时，有些家长却选择了放弃治疗。放弃的原因有时是担心使用麻醉药会影响孩子的大脑发育，有时是心疼孩子忍受疼痛接受治疗。但是家长的错误决定很可能会给孩子的口腔健康带来较大危害。这是一个很典型的例子。让我们感到惋惜的是，在儿童口腔诊室就诊的小患者中，绝大多数是因为已经出现了各种口腔健康问题才来就诊，而极少数是进行定期常规口腔检查。接下来我们就一起了解关于"儿童口腔"的那些事儿吧！

第一节　关于乳牙

一、你知道乳牙的重要性吗

乳牙是学龄前孩子咀嚼器官的主要组成部分，对于儿童生长发育、正常恒牙列的形成、正常发音及心理健康等都起着重要作用。

1. 婴幼儿时期是生长发育的旺盛期，健康的乳牙有助于食物的消化，有利于孩子的身体发育。正常的乳牙能发挥良好的咀嚼功能，这种功能性刺激有助于颌面部正常发育。

2. 乳牙的存在为继承恒牙的萌出预留间隙，若乳牙严重龋坏或因龋早失，邻牙发生移位，乳牙原来占据的间隙缩小，继承恒牙会因间隙不足而萌出位置异常。不仅如此，乳牙的过早丧失还可能导致继承恒牙过早或过迟萌出；严重的乳牙根尖周病也可影响继承恒牙牙胚的发育，使恒牙易发生龋坏。

3. 1.5～6岁是儿童开始发音和学说话的主要时期，正常的乳牙列有利于儿童正确发音。乳上前牙的大面积龋坏或早失不仅影响发音，还影响美观，常给儿童心理健康带来不良影响。

二、什么时候开始长牙

宝宝大约出生6个月后开始长牙，一般最早长出的是下颌乳前牙，然后陆续长出上颌乳前牙，上、下颌乳尖牙和乳磨牙（俗称槽牙），2岁半左右20颗乳牙全部出齐。当然，宝宝长牙时间存在个体差异，出生 4 个月或到 1 岁才开始长牙都是正常现象。如果宝宝 1 岁以后还未长出第一颗乳牙则属于异常情况，就需要寻求口腔医师的帮助了。

　　如果宝宝刚出生不久就长牙或是出生时就已经长牙了，就是所谓的"新生牙"和"诞生牙"，这种牙齿多特别松动，有误吸进入呼吸道的风险，或是摩擦系带导致深大的溃疡，影响婴儿吃奶，常需要拔除。

　　在宝妈妊娠 4 个月时，宝宝的乳牙就已经开始生长、发育、钙化了，宝宝出生后 1 年牙冠就基本发育完成了。所以，建议孕期女性要注意营养均衡，避免缺钙、高血糖、高血压、创伤、感染等问题，一般宝宝乳牙的发育都不会有太大问题。

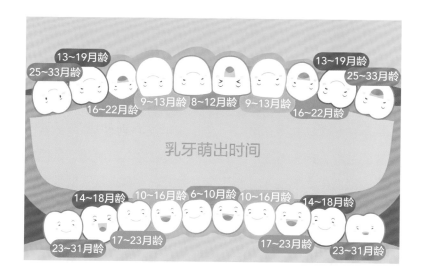

第二节　关于换牙

一、什么时候开始换牙

　　孩子换牙是一个"漫长的过程"，小朋友多从6岁左右开始换牙，12岁左右完成换牙。最早替换的是下颌乳前牙，5岁半至6岁；然后是上颌乳中切牙（俗称大门牙）和下颌乳侧切牙，7岁左右；接着是上颌乳侧切牙，7~8岁；最后才是后面的乳磨牙（俗称槽牙）和乳尖牙的替换，集中在10~12岁。所以，8~9岁可能出现一段时间的换牙"沉寂期"，没有乳牙脱落和恒牙萌出。

　　孩子换牙时间的早晚存在个体差异，只要经口腔医师确定乳牙下方颌骨内有恒牙牙胚，恒牙的萌出方向基本正常，就顺其自然，静待花开。如果孩子7岁以后还不换牙，就需要及时就诊，由医师检查判断是否正常。

二、为什么孩子换牙时会出现"双排牙"

　　换牙其实是乳牙牙根一点点被吸收掉，牙齿逐渐松动直至脱落的过程。理想情况下，乳牙牙根吸收完全而脱落，紧接着恒牙破龈而出。但换牙时前牙有时会出现"双排牙"的现象，恒牙萌出后对应的乳牙还未脱落（即乳牙滞留），且也不怎么松动。这时常需要拔除滞留的乳牙，以便给萌出的恒牙腾出足够的空间，恒牙才能逐渐归位排齐。对于有些孩子来说，换牙的过程可能比较长，期间会有不适感，甚至出现疼痛，这都属于正常现象。

　　究竟为什么会出现"双排牙"的情况呢？这是因为在换牙过程中乳牙牙根未能充分吸收导致的，这受到先天因素和后天因素的影响。一是先天因素，多因为颌骨相对狭小，恒牙比乳牙大（特别是前牙区），恒牙胚在狭小的颌骨内排列不下，牙胚常位于乳牙牙根的偏舌方，这使得换牙时乳牙牙根吸收不全，乳牙不能自然脱落。这种原因导致的"双排牙"很难预防，只能在发现后尽快就医，由医师给予治疗方案。二是后天因素，现在孩子的饮食多过于精细，缺乏足够的咀嚼刺激，有些孩子在换牙初期牙齿松动时甚至不敢碰这颗牙，造成乳牙牙根不能及时吸收。这种原因导致的"双排牙"是可以预防的，建议家长不要将食物炖得过烂，不要把水果切成小块，而是鼓励孩子直接咀嚼食物，多吃一些坚果等较硬的食物。这样可以促进乳牙根的吸收，使其自然脱落。

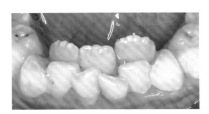

乳牙滞留

三、孩子换牙的时候还有哪些可能出现的情况

》乳牙早脱

　　有时乳牙可能提前脱落，而恒牙未到萌出时间。乳牙提前脱

落的原因很多，主要是严重的龋坏造成根尖炎症，乳牙牙根病理性过快吸收，或是牙外伤导致乳牙提前脱落。在正常换牙期内，如果乳牙脱落半年后恒牙还未萌出，建议带孩子到医院检查。

》萌出性龈炎

孩子换牙时牙龈常有异样感，孩子可能会觉得痒或者疼痛，喜欢用手指或玩具触碰；或者牙齿尚未完全萌出时，牙齿表面有部分牙龈覆盖，容易被咬到而受伤；或者在覆盖牙冠的牙龈内食物残渣堆积而引发牙龈炎。因此，在换牙期要注意保持口腔卫生，不要咬不干净的硬物，避免出现"萌出性龈炎"。

》多生牙

如果两颗门牙之间的牙间隙过大，牙齿位置明显异常，有可能存在多生牙的情况，有时多生牙会自行萌出，常呈现锥形；有时多生牙呈倒置生长，不能萌出，使得相邻两牙牙间隙非常大。因为多生牙有遗传倾向，曾经有多生牙病史的家长要格外注意孩子换牙期时牙齿排列情况。建议每半年定期进行口腔健康检查，早发现，早治疗。

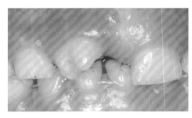 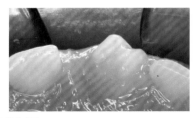

上前牙多生牙

》暂时性牙列不齐

有时孩子门牙换了以后变得七扭八歪，不如乳牙整齐了。这是因为换牙时上颌中切牙（大门牙）牙根受到旁边侧切牙的挤压，牙根向近中倾斜，牙冠向远中倾斜，导致牙缝较大；侧切牙萌出时同样受到尖牙牙根的挤压而歪斜不齐，待尖牙萌出后，这些间隙便会自行消失，牙齿也会自动排齐。刚萌出的"大门牙"与孩子面型、相邻乳牙、牙弓不协调，被称为"丑小鸭"阶段，但这多是暂时现象。长在口腔中的牙齿大小不变，随着孩子面部和全身整体发育，"大门牙"看着就和孩子整体协调起来了。

》先天缺牙

与换牙时牙齿拥挤不齐相反，有的孩子在换牙后牙齿数量少，牙缝大，这可能是"先天缺牙"。乳牙缺失好发于上、下颌乳前牙以及上颌乳尖牙；恒牙缺失好发于第二前磨牙、上颌侧切牙。

一般而言，个别乳牙先天缺失不需做特殊处理，但要观察恒牙是否缺失。一旦确诊恒牙牙胚缺失，意味着其对应的乳牙不能"换牙"，如果乳牙保护得好，通常可以在口腔停留更长时间来行使咀嚼功能。等到 18 岁以后，乳牙脱落，可以采取"镶牙"或"种牙"的方法来修复缺失的牙齿，继续行使咀嚼功能。如果仅有个别恒牙缺失，恰好孩子的颌骨比较小而牙齿相对较大，牙列拥挤不齐，也可以通过矫正牙齿的方法关闭缺牙间隙，使牙齿排列整齐，正常行使咀嚼功能。如果是大多数牙齿缺失或是完全没牙，问题就十分严重了，要及时就医。一般来说，在孩子能配合治疗的前提下，应尽早佩戴义齿来恢复咀嚼功能，促进颌骨发育，改善孩子身心健康状况，提高生活质量。

第三节　关于恒牙

一、恒牙应该有多少颗

孩子的乳牙有 20 颗，成人的恒牙至少有 28 颗。有些人在 20～30 岁长出 4 颗"智齿"（即第三磨牙），所以，正常情况下恒牙的数量是 28～32 颗。需要注意的是，其中 8 颗恒牙是在乳后槽牙的后面长出来的，经常被家长误认为是乳牙而忽视了对这些恒牙的保护。

二、怎么区分恒牙和乳牙

首先，新萌出的恒牙比同名乳牙大得多。另外，新萌出的前牙呈现锯齿状，这是在牙齿发育过程中，由多个发育叶慢慢融合，在交汇区形成的锯齿状发育结节。随着每日的咀嚼活动，这些结节会随着牙齿的逐渐磨耗而消失不见。

另外，新萌出的恒牙比乳牙黄，但比乳牙更有光泽。这跟牙冠的结构有关系。简单来讲，牙冠硬组织由内部的牙本质和外部的牙釉质组成。牙本质呈淡黄色，质地稍软些，而表面是坚硬的牙釉质。因为恒牙的牙釉质比乳牙矿化程度高，透光率高，从外面能透出牙本质的黄色，而乳牙牙釉质矿化度相对较低，透光率较差，牙本质的淡黄色被遮挡了。

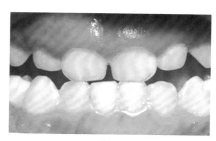
乳牙

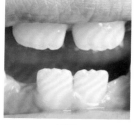
恒牙

三、为什么孩子的"大门牙"上有"白斑"

个别孩子新长出的牙齿上有白垩色或者棕黄色的斑块或条纹，有些甚至有缺损，这些变色和缺损都是"釉质发育不全"的表现。

我们先来了解一下导致釉质发育不全的原因有哪些。对于恒牙来说，最常见的原因有两个：①乳牙因龋坏或牙外伤没有及时治疗，导致严重的根尖炎症，通常表现为牙龈反复肿痛，甚至剩下烂牙根，感染波及乳牙牙根下方的恒牙胚，使得恒牙发育受到影响，这常发生于单个牙齿。②牙胚在颌骨内发育时，宝宝的全身健康出现了情况，如高热、慢性腹泻、营养不良等可能会影响牙冠的正常形成，这种情况常常累及同一发育阶段的多颗牙齿，表现为左右对称的多颗牙齿的牙釉质发育不全。遗传性的釉质发育不全涉及全口牙齿，症状往往比较重，伴有严重的牙冠缺损，存在家族聚集性，但发生率较低。

釉质发育不全的部位矿化程度差，容易患龋，刷牙时需要特别仔细。对于仅有变色而没有实质性缺损者，可以通过局部涂氟增加牙齿的抗龋能力，等到成年以后选择适合的修复方式。如果牙齿有缺损则需要进行充填治疗，缺损范围大的需要全冠修复。

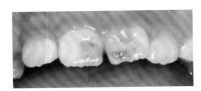

釉质发育不良

四、为什么孩子的小槽牙上有个"尖尖"的牙尖

　　孩子8～10岁期间会在侧方槽牙的地方萌出前磨牙。有些孩子的前磨牙咬合面上会凸起一个圆锥形的牙尖，称为"畸形中央尖"。在这个"畸形尖"内有粗大的牙本质小管与牙髓相通，甚至会有牙髓长入畸形尖内。畸形中央尖可单发或是左右对称多发，它是一种先天牙齿发育畸形，受遗传基因的控制，没有办法预防。

　　因为"畸形尖"高而陡峭，很容易折断而造成牙髓感染，并引起牙齿疼痛或牙龈肿痛。发生这种情况应尽快就医，由医师检查并给予治疗。一般可以通过加固的方法防止牙尖折断，或在局部麻醉下磨除高耸的牙尖并充填缺损，从而避免牙髓感染引起的疼痛。

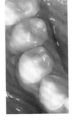

畸形中央尖

第四节　关于"蛀牙"

一、什么是"蛀牙"

　　大多数情况下，家长发现的"蛀牙"表现为黑色的"洞"。其实"蛀牙"刚开始时仅仅是脱矿，表现为牙面失去光泽，呈现出"白垩色"的改变，但牙面没有实质性的缺损。随着"蛀牙"的发展，牙面进一步被腐蚀，才会出现"洞"。口腔中细菌代谢产生的色素和食物中的色素可逐渐渗入被腐蚀的牙面和牙洞，就会呈现黑褐色的"蛀牙"。如果龋齿进展非常迅速，那些色素还没来得及渗入被腐蚀的牙面，牙面就崩解了，这时形成的"蛀牙"颜色偏浅，质地更"湿软"，但危害更大。这种情况在 2～3 岁的宝宝更多见，应该尽快接受治疗。

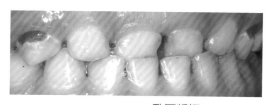
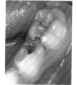

乳牙龋坏

　　乳牙龋坏发展较快，当牙齿发生大面积龋坏时，常规的充填治疗（俗称补牙）愈后并不理想，充填材料容易发生折断或脱落。金属预成冠修复的长期效果更好。

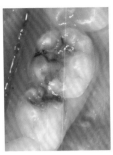
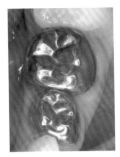

大面积龋坏　　　　　　金属冠修复

二、什么样的食物容易引起牙齿龋坏

　　口腔致病菌是利用食物残渣中的"碳水化合物"分解产酸，而不仅仅是各种糖果。所以，糖和碳水化合物含量较高的食物都有可能导致孩子牙齿发生龋坏，家长要注意尽量减少孩子食用这类食品的量及频率。

致龋性食物举例

	容易致龋	低致龋性	不致龋
食品种类	蛋糕、饼干、面包、蜜饯、果脯、巧克力、山楂片、甜饮料、果汁、含糖配方奶、添加甜味剂的牛奶、乳酸饮料、冰激凌、秋梨膏等	不含糖牛奶和酸奶、各种新鲜水果	无糖口香糖或木糖醇口香糖、坚果、粗粮、茶、蔬菜、鱼、动物内脏等

　　和其他疾病一样，牙齿龋坏也有"易感染群"，也就是说某些人的牙齿比较容易发生龋坏。这种易感性40%左右由基因决定，另外约60%来自后天因素，主要受喂养习惯和口腔

卫生的影响。由此可见，尽管存在先天易感性的差别，我们也可以通过养成良好的口腔卫生习惯和饮食习惯来降低患龋的危险，预防"蛀牙"。

第五节　口腔卫生保健

保护牙齿，口腔健康，预防先行。建议家长帮助孩子从小养成良好的饮食习惯，培养良好的口腔清洁习惯。

一、小宝宝什么时候开始口腔卫生清洁

从宝宝第一颗乳牙萌出开始，就要为宝宝提供日常口腔卫生保健，包括给宝宝刷牙和定期口腔检查。这个阶段早、晚用清水给宝宝刷牙即可，睡前刷牙尤为重要。建议早期开始诊室口腔检查，这样有助于孩子熟悉口腔治疗环境，避免和减少将来对牙科治疗的恐惧。

二、2岁以内的小宝宝怎么刷牙

从新生儿至小宝宝长出乳牙前，可以使用纱布清洁口腔。家长首先做好自己的手卫生工作，修剪指甲，洗净双手，摘掉戒指，避免划伤宝宝。对于1岁以内的小宝宝，平躺在较硬的床上，一位家长使用较轻的力量控制小宝宝的上肢和头部，另一位家长位于宝宝头部上方，将干净的纱布缠绕在自

己的手指上，擦拭口腔黏膜及牙龈，将口腔内的奶垢去除。纱布每次使用后，应用清水洗净，在阳光下晒干备用。

三、2~3岁的宝宝怎么刷牙

宝宝到了2~3岁时自我意识增强，喜欢模仿大人的行为。但这个时期宝宝的小脑发育还不成熟，细微动作的协调能力较差，很难将自己的牙齿刷干净。所以，家长在鼓励宝宝不断尝试的同时，更要细心地再给宝宝刷一刷牙。两个家长可以采用"膝对膝"的体位，让宝宝平躺在家长的腿上。头朝向其中一个家长，这个家长用双手固定头部并给宝宝刷牙，另一个家长协助固定宝宝的手和腿。

3岁左右的宝宝有了一定的自制力，经过训练可以配合家长刷牙。家长可以站在或坐在宝宝的右后方，宝宝的头稍后仰，舒服地靠在家长的胸前，家长用一只手轻托宝宝下巴并控制宝宝头不动，另一只手为宝宝刷牙。

四、孩子几岁可以开始自己刷牙

一般来说，4岁以上的孩子具备了一定的手眼协调能力，可以开始尝试学习自己刷牙。建议家长陪同孩子一起对着镜子刷牙，一边给孩子讲解刷牙的要领，一边让孩子模仿自己的动作，并及时纠正孩子刷牙不当之处。

帮助孩子建立良好的刷牙习惯，确实是一个困难重重的过程，家长们一定要耐心、细心，每天坚持，不能偷懒。建议家长帮助孩子刷牙要坚持到孩子的手能够流利书写阿拉伯数字为止。每天至少早、晚各刷牙一次，每次刷牙时间 2～3 分钟。晚上睡前刷牙尤为重要，不然食物残渣和细菌在牙面停留一夜，容易造成"蛀牙"。建议给孩子使用儿童含氟牙膏。含氟牙膏可以增加牙面的"硬度"（即矿化程度），提高牙齿抵抗"蛀牙"（龋）的能力。3 岁以下的婴幼儿使用儿童含氟牙膏的量为"米粒"大小，3 岁以上的儿童使用儿童含氟牙膏的量为"豌豆"大小。

五、什么是"涂氟"和"窝沟封闭"

保护孩子牙齿健康的漫漫长路，其实是孩子、家长和医师相互配合、共同努力的过程。医师提供的牙齿预防保健措施主要有局部涂氟和窝沟封闭。简单来说，局部涂氟是把适量的氟渗透入牙齿表层，改变牙齿表面成分和结构，增强牙齿表面的矿化度，增加牙齿硬度，帮助牙齿抵抗"蛀牙"细菌的腐蚀。窝沟封闭是在不去除任何牙体组织的情况下，清洁牙齿表面，使用特殊的涂料（窝沟封闭剂）把牙面上的（主要是咬合面）窝沟点隙填平，使牙齿表面变得平坦光滑。这样有利于牙齿的清洁，也杜绝了细菌和食物残渣的堆积，对预防磨牙窝沟点隙龋非常有效。

世界卫生组织（WHO）推荐"窝沟封闭"来保护新萌出磨牙（六龄齿）。通常所说的"六龄齿"即孩子 6 岁左右在"最后一颗乳槽牙"后部萌出的新槽牙，这是终身不换的牙齿，它是人类的"咬合中心"，是非常重要的牙齿。因为"六龄齿"是恒牙中萌出较早又不易被家长发现而悄悄萌出的，多数家长把它误认为是乳牙，发生龋坏也没有及时就医，有时会导致很严重的后果。

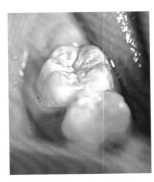
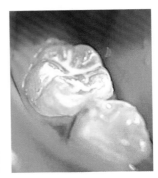

"六龄齿"窝沟封闭前　　　　　"六龄齿"窝沟封闭后

　　对于2~3岁的宝宝，在能够配合诊室治疗的情况下，也可以给宝宝的乳磨牙做窝沟封闭来保护牙齿。但3岁以后，由于颌骨生长会出现牙缝，后牙邻面是"蛀牙"的高发牙位，这时家长在给孩子刷牙的同时，还要配合使用牙线加强局部清洁。与此同时配合诊室局部涂氟提高牙齿光滑面［如唇（颊）面、舌面、邻面］的抗龋能力。

　　在此建议各位家长，带孩子来医院看牙前先给孩子刷刷牙，或是把牙具带上，进入诊室前把牙齿刷干净。局部涂氟后1~2小时内不能喝水、进食，家长要合理安排带孩子来医院的时间。

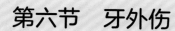

第六节 牙外伤

一、宝宝的"乳门牙"受过外伤，可以不管吗

　　乳牙外伤多发生在 1～2 岁的儿童，这个时期的孩子开始学习走路，运动能力、反应能力等正处在发育阶段，容易摔倒或撞到物体上造成牙外伤。

　　有些时候小朋友的牙只是稍稍磕了一下，并没有很严重的症状，家长可能掉以轻心，不带孩子去医院就诊。但是，就是这看起来很轻的牙外伤，可能使牙根与牙槽骨相连的血管变形甚至断裂，导致牙神经（牙髓）炎症、坏死，甚至牙根感染等严重后果。如果耽误治疗，乳牙牙根的感染可能会波及下方颌骨内的恒牙胚，使恒牙牙釉质发育不良；或者改变恒牙的萌出方向，使其萌出障碍，不能顺利自然换牙。所以，不要小视乳牙外伤，应尽快就医，由医师检查后给出治疗方案。

二、孩子的"门牙"折断了怎么办

　　儿童恒牙外伤多发生在 8～10 岁，一般多发生在上前"门牙"，最常见的类型是"釉质折断"，一般表现为"牙齿缺了一小块儿"，牙面完整性被破坏了。在这个年龄段，受伤

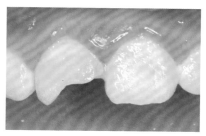

年轻恒牙折断

的牙齿正处于"年轻恒牙"阶段，也就是说牙根还未发育完全，牙本质小管比较粗大，这层结构外露之后，外界的冷、热、酸、甜刺激和口腔细菌等均可通过牙本质小管刺激牙髓，引起牙髓感染。如果出现牙髓感染，会影响牙根发育，甚至出现牙根停止发育的情况。再次强调，发生牙外伤须及时就医，由医师检查并给予治疗方案。

第七节　口腔不良习惯

　　宝宝从出生到1岁左右处于"口欲期"，通过口腔感知世界，存在与生俱来的吸吮反射。除了吃奶时含吮妈妈的奶头或者奶瓶嘴外，宝宝偶尔通过吮吸手指、玩具、衣服等来获得心理上的满足感。2岁以上的宝宝，仍然经常"吃手"（吮指习惯），可能是身心两方面原因。少数孩子缺锌、铁等微量元素时易吮指，或是孩子成长过程中情绪表达出现障碍，无聊、情感未得到满足或者心理压力过大都容易继续吮手指。长期吮指的不良习惯会导致一些严重后果，如孩子面型和牙齿排列发生变化，往往表现为"龅牙"等。

　　除了吮指习惯，咬下唇、吐舌、夜磨牙、张口呼吸等也都是口腔不良习惯的表现，长时间的口腔不良习惯均会导致不同的口腔问题。家长发现这些情况的时候要耐心寻找孩子出现这种习惯的原因，并及时就医，寻求医师的帮助。

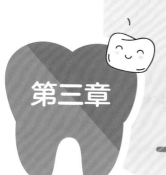

第三章

牙体牙髓

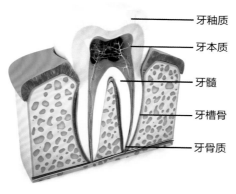

牙釉质

牙本质

牙髓

牙槽骨

牙骨质

牙齿结构

　　人们常说"牙疼不是病，疼起来要人命！"

　　可见，小小的牙齿给人们带来痛苦的时候是"威力无穷"的。龋齿往往悄无声息地发生发展，不易被发现。当人们感觉到牙齿不适或是出现十分明显的疼痛症状时，就意味着龋齿已经发展到比较严重的程度了。如果继续听之任之，或是采用一些镇痛药物来缓解疼痛，而不接受相应的正规治疗，只会让龋齿继续发展，直至出现"牙髓疾病"或"根尖周疾病"等严重后果。

那么，究竟为什么会出现龋齿？"牙髓疾病"和"根尖周疾病"又是什么呢？接下来我们就一起来正式认识一下它们吧！

首先，我们简单了解一下牙齿的主要结构。

牙冠的硬组织由牙釉质和牙本质组成，通常所说的龋齿主要发生在这里。

一、什么是龋齿

龋齿其实是以细菌为主导，在多种因素作用下，牙体硬组织发生的慢性进行性破坏性疾病。意思是说，当我们口腔中的多种细菌（致病菌）在牙齿表面遇到食物残渣中的糖及碳水化合物时，将其分解产生酸。在酸和致病菌排泄出的毒素腐蚀下，牙齿内的矿物质被溶解出来（脱矿），无机质崩解，牙齿的硬组织就被破坏了，出现"龋齿"。

当龋齿发生在牙釉质或牙本质浅层时，牙齿表面会发生颜色的改变，或者出现小洞，但通常不会引起疼痛，不易被发现。

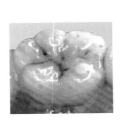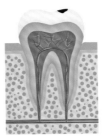

浅龋

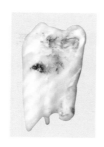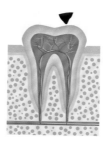

中龋

当龋齿发生至牙本质深层时，往往有大而深的龋洞，同时会出现"冷、热刺激疼痛"和"食物嵌入疼痛"的症状。这时牙神经（牙髓）就岌岌可危了，如果继续发展下去，就要出现"牙神经发炎"的剧烈疼痛了。

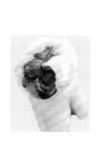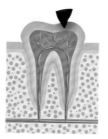

深龋

因为早期龋齿没有自主症状，不易被发现，建议大家要养成定期口腔检查的习惯，发现龋齿及时接受相应治疗。对于还未形成龋洞的早期龋坏，可以通过口腔氟化物制剂来使脱矿的牙齿再矿化；而已经形成龋洞的龋齿要接受"充填治疗"，即通常所说的"补牙"。医师会使用专科治疗器械，将龋洞中感染腐坏的物质去除，再使用牙科材料将龋洞充填起来，让牙齿重新恢复原有的外形，并行使它的功能。

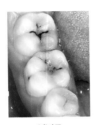 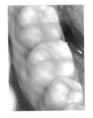

浅龋　　　　　　龋齿充填治疗后

二、什么是牙髓炎

　　牙齿的硬组织部分是人体中最坚硬的部分，内含的牙髓组织通过牙根下端的小孔和面部的感觉神经相连。当牙髓因为龋坏出现感染发炎时，局部发生充血、水肿以致化脓，致使牙髓体积增大，而牙齿本身的体积并不能够随之膨胀，丝毫没有缓冲作用，髓腔内压力急剧增高，压迫神经就会引起剧烈疼痛。

　　这就是医师常说的"牙髓炎"。牙髓炎通常有以下明显的特点。

　　1. 自发性、阵发性疼痛。在牙齿未受到任何外界刺激的情况下突然发生剧烈疼痛，疼痛持续一段时间后逐渐减轻。

　　2. 夜间疼痛。晚上疼痛较白天剧烈，因为疼痛而无法入睡。

　　3. 温度刺激使疼痛加重。有时冷、热刺激均会引起剧烈疼痛，或者"热痛，冷缓解"，患者往往含着凉水到医院就诊。

4. 疼痛不能定位。不能明确指出是哪颗牙齿疼痛，有时同侧牙齿都疼，甚至连带同侧头痛。

5. 长期的冷、热刺激疼痛，持续性隐隐作痛，咬物时疼痛不适。

对于治疗"牙疼"，人们通常都有服用口服药止痛的经历，或是采用一些偏方来解决"牙疼"，比如"咬花椒粒"，或是"把镇痛药塞到龋洞里"等。有些情况下，通过这种治疗方式，牙齿确实不再疼了，但是牙齿的破坏还在继续。

三、什么是根尖周炎

随着时间的推移，"牙神经发炎"一点点地转变成"牙根发炎"，这就是医师常说的"根尖周炎"。根尖周炎通常会有以下表现。

- 典型的咬合疼痛，不能用病牙咀嚼食物。
- 自发性、持续性跳痛，感觉牙齿有松动，或是伸长感。
- 没有疼痛或疼痛不明显，但在牙龈上出现脓包或瘘管，时大时小，有脓性分泌物。

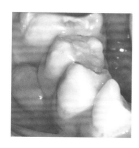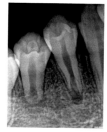

根尖周炎

牙髓炎的危害还局限在牙齿本身，但是根尖周炎的危害已经波及牙根周围的骨组织了，长期慢性的炎症破坏会导致牙根周围骨缺损。与此同时，一颗完好的牙齿，可能已经逐渐变成残冠或残根，最终失去治疗保留的机会而拔除。

综上所述，通过口服药物治疗牙疼的观念是错误的。出现牙齿疼痛的情况应该及时就医，接受正规治疗，从而使牙齿得到长久保留。

牙髓炎和根尖周炎的治疗方式是根管治疗术。简单来讲，就是医师使用口腔器械和局部冲洗的药物清除根管内的致病细菌、坏死的牙髓组织及感染物质，然后使用专门的牙科材料充填根管内的腔隙，最后修复牙冠，使牙齿恢复咬合与咀嚼食物的功能。

四、为什么牙疼需要做根管治疗

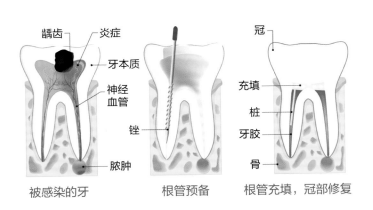

被感染的牙　　　根管预备　　　根管充填，冠部修复

牙根里的腔隙交错互通，因此根管治疗的具体操作是十分

复杂的。医师在治疗时需要牙片的辅助来了解根管系统的情况，所以，在接受治疗前拍牙齿的根尖片是十分必要的。

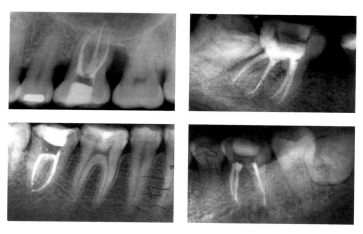

根尖片

有时候，人们往往因为介意拍根尖片带来的辐射而拒绝拍片，而事实上这个辐射量就好像你在一个阳光明媚的午后在沙滩上享受日光浴时的辐射量。

人们经常会问，既然通过牙齿治疗牙已经不疼了，为什么还要做牙冠呢？我们如果把牙齿治疗比作修理房子，"根管治疗"就好比是修"地基"，"牙冠修复"就是修"上方的房子"。

接受了根管治疗的牙齿，由于开髓洞及龋坏使得牙冠结构的完整性遭到破坏，从而使整体的抗力性大大降低。一般当牙冠近中、远中边缘都有龋坏时，牙冠强度下降到正常的50%。因此，咀嚼过程中常常因应力集中，力传导中断，进而发生牙冠及牙根折裂。如果只是牙冠部分折裂，还有机会保留患牙，但牙折往往是从牙冠劈到牙龈以下，特别是劈裂位于牙龈下太深时，就只能拔掉患牙进行后期修复了。

做冠就好像给牙齿戴了一顶帽子，使牙齿在咀嚼运动中的受力方向整体向下，从而起到保护牙齿的作用。所以，防患于未然，才能达到牙齿长久保留的最终目的！

五、什么情况下需要行显微根管治疗

根管显微镜具有照明和放大双重功能，帮助临床医师清晰观察术区情况，精确定位手术位置，直观把握操作过程，提高了牙髓病和根尖周病的治疗质量。根管显微镜常用于根管遗漏和隐裂纹的发现、钙化弯曲根管的疏通、复杂根管系统的治疗、根管治疗并发症处理、根管再治疗和根尖手术等。

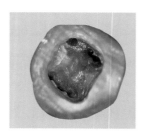
根管口显示

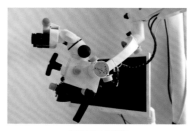
根管显微镜

六、什么是牙慢性损伤

》楔状缺损

楔状缺损是指不正确拉锯式地横刷牙、应力集中及酸性环境导致牙颈部硬组织发生像楔子形的缺损，往往发生在同一患者的多颗牙，一般上颌牙多于下颌牙，口角附近的牙多于其他区域的牙。如果楔状缺损局限在釉质或牙骨质内，可有轻度的敏感症状；如果缺损达到牙本质中层和深层，遇到冷、热、酸、甜等刺激，会有明显的不适或激发痛；如果缺损较深可导致牙髓腔暴露，甚至牙齿横向折断，可引起牙髓病和根尖周病。

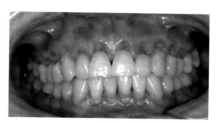

楔状缺损

如何预防楔状缺损？

1. 采用正确的刷牙方法（Bass 刷牙法），避免横向刷牙。

2. 注意饮食，避免大量摄取酸性饮食。

3. 戒除不良习惯，避免咬异物、硬物。

4. 调整咬合，消除高耸的牙尖、锐利的边缘。

》磨损

磨损是指正常的咀嚼运动之外，高强度、反复地机械摩擦造成的牙体硬组织快速丧失。磨损的主要病因是刷牙不当、不良的咬合习惯（例如吃过硬的食物、用牙齿起啤酒瓶盖等）、医源性损伤等。磨损的牙齿会出现牙本质敏感，会引起食物嵌塞，严重者引起牙髓和根尖周病，甚至可以引起颞下颌关节功能紊乱综合征。

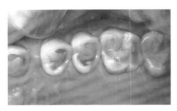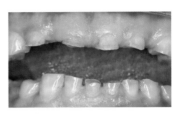

重度磨损的牙齿

如何预防磨损？

1. 戒除不良的咬合习惯，改善刷牙方法。

2. 发现高耸的牙尖和锐利的边缘，应通过调磨予以纠正。

3. 通过调𬌗、恢复接触关系等措施加以改善。

4. 出现牙本质过敏、牙髓炎、根尖周病及颞下颌关节紊乱综合征等疾病时，应进行相应处理。

5. 夜磨牙症的患者应通过戴咬合垫预防。

≫ 酸蚀症

酸蚀症是指牙齿受酸侵蚀，硬组织发生进行性丧失的疾病。最初表现为牙齿感觉过敏，以后逐渐出现实质性缺损。20世纪，酸蚀症主要指长期与酸雾或酸酐接触的工作人员的一种职业病。随着社会进步和劳动条件的改善，这种职业病明显减少，但饮食习惯的改变（例如大量饮用可乐、雪碧等碳酸饮料，喝酒后呕吐及胃食管反流等）导致这一疾病再次备受关注。

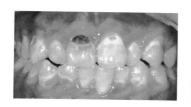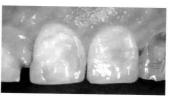

酸蚀症的牙齿表现

如何预防酸蚀症？

1. 加强口腔健康教育，普及酸蚀症的基本知识，树立自我保健的意识。

2. 治疗可引起酸蚀症的疾病，比如胃肠功能紊乱等引起的慢性呕吐、持续反酸等。

3. 减少饮食中酸对牙的侵蚀，减少酸性食品和饮料的摄入量及摄入频率。

4. 避免酸性环境中与酸的接触，努力改善工作环境，消除空气中的酸雾，尽量避免暴露于酸性环境中。

5. 增强牙对酸的抵抗力，咀嚼无糖口香糖，促进唾液分泌，发挥唾液的缓冲作用，预防酸蚀症的发生。

6. 改变不良的饮食习惯及口腔卫生习惯。酸性饮食的摄入最好安排在就餐期间（此时唾液流量大，缓冲能力强），不要安排在两餐之间，尤其不应在晚上睡觉前。餐后喝牛奶能一定程度上中和食品中的酸。摄入酸性食物后不要马上刷牙，可使用含氟漱口水漱口、咀嚼无糖口香糖等方法，促进唾液分泌，从而发挥唾液的缓冲作用；刷牙时使用含氟浓度高而摩擦剂含量低的牙膏；选用软硬适度、对牙磨损较小的牙刷。采用正确的刷牙方法及合适的力度刷牙，均能预防酸蚀症。

七、牙发育异常

1. **牙结构发育异常**　釉质发育不全，如氟牙症、先天性梅毒牙、四环素牙等。

2. **牙形态发育异常**　如牙内陷、畸形中央尖、牛牙症、过大牙、过小牙等。

3. **牙数目异常**　如先天性缺牙、多生牙等。

4. **牙萌出异常**　如早萌、迟萌、多牙不萌、阻生和埋伏牙等。

》氟牙症

氟牙症又称为氟斑牙或斑釉牙，与饮用水中氟含量过高有关，是一种地区性慢性氟中毒，属于地方病，主要累及骨骼和正在发育的牙齿。临床上主要表现为牙表面出现着色的斑块

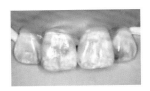

氟斑牙

和缺损。氟牙症严重影响健康、美观，对患者造成了心理上的负担和伤害。氟本身对牙齿具有双重作用，饮用水中氟含量过高产生氟斑牙，过低则形成龋齿，当饮用水含氟量为 1mg/L 时，既有防龋作用，又不致形成氟斑牙。

传统治疗氟斑牙的方法大致可分为漂白法和修复法两大类。

漂白法：单纯漂白容易再着色，可以多次治疗。

修复法：采用光敏固化树脂、瓷贴面及全冠等方法，但需去除过多的牙体组织。

预防：防止饮用水中氟含量过高。

八、牙外伤该如何处理

牙外伤常分为牙震荡、牙脱位、牙折三种类型。

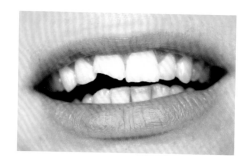

牙外伤的治疗方法如下。

1. 牙震荡　一般建议少量调整咬合，使患牙休息，定期观察。

2. 全脱位牙外伤的应急处理　具体方法如下。

（1）迅速捡起脱落的牙齿，手持牙冠，不要碰牙根。

（2）第一时间要用生理盐水冲洗牙齿1分钟（或自来水冲洗10秒钟），冲净根面的污物。

（3）将牙齿放进原来的牙槽窝内。

（4）嘱咐孩子轻轻咬后槽牙，闭嘴。

（5）尽快到医院就医。

如果孩子抗拒，不能配合将牙齿放回牙槽窝内，可把牙齿放在冷鲜奶中（不含糖纯奶或脱脂奶）或是生理盐水中暂存，尽快就医。如果手边没有这些合适的保存介质，万不得已也可以把牙齿含在口内唾液中。请一定记住，不能把牙齿泡在水里，或是牙齿干燥保存，特别是不能包在纸里就医。因为那样的话，牙周膜细胞会迅速坏死，不可挽回地导致再植牙失败。

3. **牙折** 一般需到医院具体检查后行下一步治疗方案。

除此之外，还需注意以下几方面。

◎ 饮食：在牙外伤后的最初 2 周，吃软一些的食物以保护受伤牙，但不一定必须吃流食。

◎ 口腔卫生：外伤后，应及早仔细清洁牙齿和牙龈，有助于快速愈合。日常口腔卫生包括：每次饭后可用漱口液彻底含漱；每顿饭后用软毛牙刷细心刷牙，从上、下颌牙龈刷到牙齿，在牙刷较难刷到的区域可使用牙间隙刷；刷牙后检查固定装置和牙齿有没有完全清理干净。

◎ 按医嘱定期复查。

◎ 牙外伤的预防：在运动中，使用防护牙托、面罩、头盔等可预防牙外伤的发生。

九、什么情况下需要行显微根尖外科手术

对于一些根尖周病变的患牙，在非手术治疗方法效果不好或无法进行根管再治疗时，可以选择根管外科手术，尽最大可能保存患牙。主要适用于以下情况。

1. 非手术治疗失败，不能进行再治疗，或再治疗仍失败时。

2. 根尖解剖变异，存在复杂结构。

3. 根管被钙化物阻塞不通，又存在根尖周病变时。

4. 根管严重弯曲，根尖明显或急剧弯曲且无法被正常疏通，而根尖周存在病变时。

5. 根管治疗并发症无法通过非手术再治疗纠正的情况。

6. 已行桩核冠修复，而根管桩不能取出或取出可能造成根折的患牙，根尖周存在病变时。

7. 根尖周囊肿经非手术治疗后不愈合。

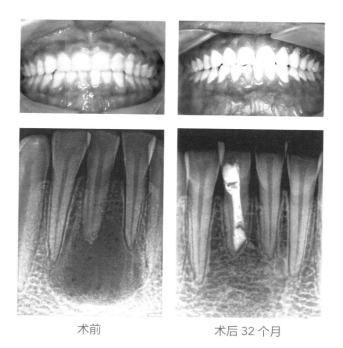

术前　　　　　　　　术后 32 个月

十、牙本质过敏症

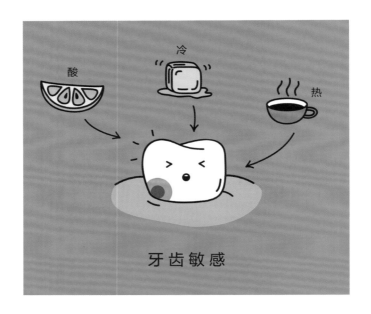

牙本质过敏症也就是通常说的"倒牙"，指的是牙齿受到外来刺激，如机械（摩擦或咬硬物）、化学（酸、甜）、温度（冷、热）等引起的酸痛症状，其特点是短暂、尖锐的疼痛或不适现象。牙本质过敏不是一种独立的疾病，而是各种牙体疾病共有的症状，发病的高峰年龄通常在40岁左右，一般会累积几颗牙甚至全口牙。

预防牙本质过敏症，应做到以下几点。

1. 养成餐后漱口的习惯。

2. 减少酸性食物和饮料的摄入。

3. 进食酸性食物或喝饮料后，不要即刻刷牙，1 小时后再刷牙。

4. 选择合格的牙刷，采用正确的刷牙方法，避免刷牙时用力过大。

5. 牙周病、夜磨牙症、牙齿过度磨损等相关疾病的患者应及时诊治。

民间也有一些土办法供大家参考，例如在家里可以咀嚼一些茶叶、生核桃或者在牙面上涂抹大蒜，还可以买一些脱敏牙膏涂在敏感牙面上。如果这些方法不能起效的话，建议及时去口腔科做脱敏治疗。目前我们常用激光、药物等方法进行脱敏治疗。

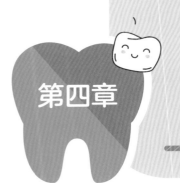

第四章

牙周病

牙周病是发生在牙齿周围支持组织的慢性感染性疾病，我国80%～90%的成年人都患有不同程度的牙周病。牙周病一般不会产生剧烈疼痛，所以，在疾病的早期，牙周病的症状往往容易被人们忽视。牙周病可引起牙龈出血、牙龈萎缩、牙根外露及牙周骨组织的吸收，最终导致牙齿松动，此时已经失去治疗的机会，只能拔除牙齿。牙周病在悄无声息地侵蚀着人们的口腔健康和全身健康，是一个"隐形杀手"。

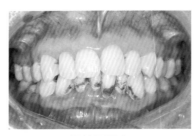
慢性牙周炎

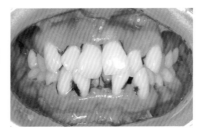
侵袭性牙周炎

一、牙龈出血与牙周病的关系

牙龈出血是牙周病患者的主要症状，大多数发生在刷牙、咬硬物时，说明牙龈组织已经发生了炎症，因为健康的牙龈即使用力刷牙也不引起出血。

引起牙龈炎症的主要原因：牙齿上附着的细菌和软垢所形成的牙石、制作不规范的假牙、食物嵌塞、用口呼吸等不良刺激。青春期、妊娠期由于体内激素水平和内分泌的变化，加重了牙龈原有的慢性炎症，继而出现牙龈出血、肿胀、牙齿松动等症状。

特别要注意的是，有的牙龈出血不仅仅是因为牙龈局部炎症，而是全身疾病在口腔中的表现，例如白血病、再生障碍性贫血等各种血液病，高血压病、糖尿病、艾滋病等都会出现牙龈出血和疼痛的症状。因此，出现牙龈出血、疼痛时，应及时到医院检查治疗，千万不要掉以轻心，以免延误病情。

二、牙周炎是否可以治愈

牙周炎是牙齿周围支持组织在菌斑的作用下发生炎症、破坏，最终导致牙齿松动、脱落的一种常见的口腔感染性疾病。牙周炎又分为慢性牙周炎、侵袭性牙周炎等多种类型。慢性牙周炎的主要症状为牙龈发炎出血、牙周袋形成、牙槽骨吸收及牙齿松动。

牙周炎的主要病因之一是牙菌斑，而口腔中的牙菌斑是不断形成的，即使我们每天认真刷牙，有些部位仍然会残留牙菌斑。因此，牙周炎的治疗不是一劳永逸的，需要长期保持口腔卫生，定期复查。

清除和控制牙菌斑，保持清洁的牙面，是预防牙周炎复发的关键。同时要定期复查，对于大多数人来说，每半年或一年接受一次牙周检查和治疗，是预防牙周炎的有效措施。

三、抗生素对牙周炎的治疗作用

牙周炎是菌斑堆积引起的牙周组织的慢性炎症，口服抗生素可以杀灭细菌，减缓菌斑的再聚集，是治疗牙周炎的途径之一。特别是针对急性感染或者合并全身疾病时，使用抗生素可以有效地缓解急性炎症，控制感染，预防并发症。但是，由于牙菌斑生物膜结构的特殊性，使其对抗菌药物有较强的抵抗力，单独使用抗生素不能达到好的效果，必须与牙周机械治疗结合起来，在医师的指导下选择和使用。

四、牙周炎对全身健康的影响

慢性牙周炎可以对人体心血管系统、呼吸系统、消化系统、内分泌系统以及孕妇造成不良影响。

牙周炎患者发生冠心病、急性心肌梗死、脑卒中的概率远远高于非牙周炎患者。口腔与呼吸系统直接相通，又是消化道的入口，口腔内或牙周袋内的大量细菌可以直接进入呼吸道和消化道，造成深部组织和器官的疾病，如肺功能降低、肺部慢性炎症，诱发或加重慢性胃炎和溃疡。

患有牙周炎的孕妇发生早产和低出生体重儿的危险程度明显高于非牙周炎孕妇，提示牙周感染可能对于一些妇女的妊娠会有不良影响。

牙周炎与2型糖尿病之间具有双向关系。糖尿病患者经过彻底的牙周治疗，牙周状况明显好转后，其血糖也同时会得到理想的控制。总而言之，牙周炎危害全身健康，对于全身健康的影响不容忽视。

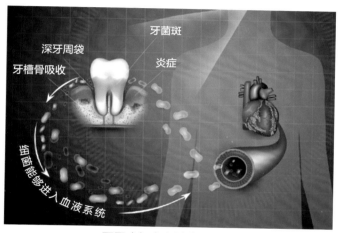

牙周病与全身健康的关系

五、牙周病的预防

牙周病早期无明显症状，病程长，容易反复发作和逐步加重，但是只要建立正确的口腔健康观念，积极预防和治疗，牙周病还是可以预防的。预防牙周病要从以下几方面入手。

1. 了解口腔保健知识　建立牙周自我清洁意识，掌握正确的刷牙方法，养成良好的口腔卫生习惯。引起牙周病的主要病因是牙菌斑和牙石对牙龈组织的刺激，预防牙周病要针对病因下手。因此，每天有效刷牙、清除牙菌斑，是预防牙周病最基本也是最有效的手段，如果能配合使用牙线、牙间隙刷等，效果更为理想。

2. 定期口腔检查　早期发现牙周病，控制疾病进展速度。口腔内有些地方是日常自我清洁难以达到的角落，定期洗牙能够有效清除这些部位沉积的牙石和菌斑，使牙龈炎得到控制。

如果已经进展成牙周炎也不用紧张，通过医师的有效治疗和患者的自我保健，就能够将炎症控制在比较稳定的阶段，不至于过早丧失牙齿，影响生活质量。

六、牙周病的治疗

牙周病的治疗分为基础治疗、手术治疗、修复治疗与正畸治疗、维护期治疗四个阶段。

基础治疗是每一个牙周病患者最基本的治疗，此阶段治疗的目的在于消除局部致病因素，是其他治疗的基础。

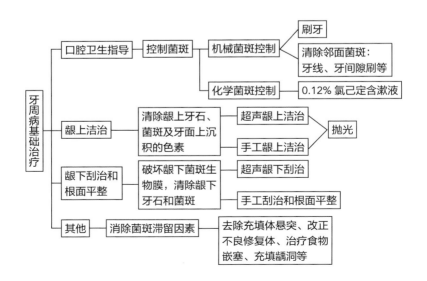

七、认真刷牙是否可以代替"洗牙"

牙石是沉积在牙面或者修复体上的正在钙化或者已经钙化的菌斑沉积物，它紧密地附着在牙面上，大量的牙菌斑进而刺激牙龈，引起牙龈炎和牙周炎。龈上洁治是牙周病治疗最基本的手段之一，俗称"洗牙"，医师使用洁治器械除去龈上牙石、菌斑和牙面上沉积的色素，并抛光牙面。刷牙是自我清除菌斑的主要手段，但是单纯的刷牙只能去除牙齿上的食物残渣、软垢或者牙菌斑，对于牙石、色素是无效的，所以，认真刷牙不能代替"洗牙"。在"洗牙"之后通过刷牙等措施能够减少菌斑和牙石的继续形成，保持长期的治疗效果。

八、经常"洗牙"是否会损害牙齿

"洗牙"又称洁牙，医学术语全称为龈上洁治。龈上洁治分为手持器械洁治和超声波洁治两种方法。超声波洁治因具有省时、省力的优点而被广泛应用于临床。超声波洁治就是使用超声波洁牙机进行龈上洁治，操作时将洁牙机的工作头放置在牙面上，来回移动，通过超声振动除去牙面上的牙石。洁治时工作头只需轻轻接触牙石，即可达到快速碎石的目的，因此，超声波洁治不会对牙齿造成损伤。

超声波洁治之后，牙面上仍会遗留一些色素和细小的牙石，患者可能感觉到牙面有些粗糙，因此，在超声波洁治后应使用磨光器抛光牙面，使牙面光滑，延缓牙石再黏附于牙面。医学上建议，即使是牙周健康的人群，也应当每半年至一年到正规的医院做一次超声波洁治，以预防牙周病的发生。

九、"洗牙"是否会损害全身健康

　　在正规的医院做超声波洁牙，有严格的"一人一机一消毒"制度和消毒设备保证。洁牙机的消毒采取高温、高压蒸汽灭菌，独立包装的方法。洁牙可以有效治疗各种牙周病，并且保证其疗效，防止复发。定期洁牙还可以保护牙齿，预防牙周病的发生，维护口腔健康。

　　但应当注意的是，超声波洁牙不适宜体内安装了心脏起搏器的患者，以防止患者因电磁辐射出现眩晕及心律失常等症状。另外，一些全身慢性疾病患者应慎重。在准备洁牙前向医师说明自己的身体状况，并在全身状况允许的情况下进行洁治。

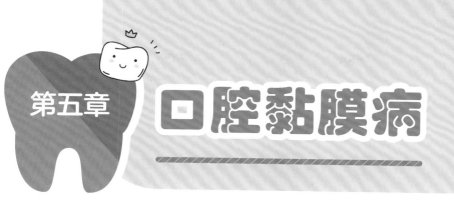

第五章 口腔黏膜病

　　口腔黏膜病是指发生在口腔黏膜及软组织上的类型不同、种类众多的疾病总称，主要包括口腔黏膜感染性疾病、变态反应性疾病、唇舌病、肉芽肿性疾病、口腔潜在恶性疾病及全身系统性疾病的口腔表征等。

　　口腔黏膜病临床表现多种多样，多数病因复杂，甚至病因不明，多采用局部与全身相结合的综合治疗，治疗以药物为主，缓解症状，控制病情。

　　我国的口腔黏膜病学在基础研究和临床实践方面均取得了巨大进步，但还有很多问题待解决，还有很多未知的病因要研究。大多数老百姓对于口腔黏膜病还不够了解，本章内容旨在介绍常见病的诊治，让大家对口腔黏膜病有初步认识和了解。

一、为什么口腔反复溃疡

　　复发性口腔溃疡，溃疡发作仅限于口腔黏膜，具有周期性反复发作和自限性等特点。在一般人群中发病率约为20%，女性多于男性，可发生于任何年龄。

　　本病病因尚不明确，目前认为是多种因素综合作用的结果，包括遗传因素，免疫性因素，口腔链球菌、幽门螺杆菌等感染，消化系统疾病及心理压力、营养缺乏等其他因素。

　　口腔溃疡的典型临床表现为圆形或椭圆形溃疡，具有"红、黄、凹、痛"的特征，即溃疡表面覆盖有黄白色假膜、中央凹陷、周围有窄的红晕、疼痛明显。本病常见分型有轻型口腔溃疡（溃疡直径 < 10 毫米，数量 < 10 个）、重型阿弗他溃疡（溃疡直径 > 10 毫米）及疱疹样阿弗他溃疡（溃疡小浅而多，十几个或几十个）。

　　该病尚无特效治疗方法，治疗以消除致病因素、减轻症状、缩短病程、控制复发、缓解病情为目的。常见局部用药有含漱液、含片、溃疡散、溃疡膜等，全身用药有维生素类药物、免疫制剂等。此外，中医中药、物理疗法也具有良好效果。具体药物请在专业医师指导下使用。

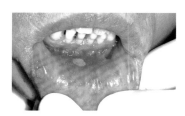
轻型复发性口腔溃疡

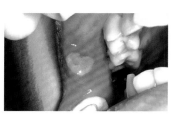
重型阿弗他溃疡

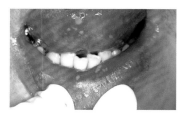
疱疹样阿弗他溃疡

二、什么是口腔单纯疱疹

许多人在发热感冒时出现口腔溃疡，这种情况大多是病毒感染所致。

口腔黏膜病毒感染性疾病是常见病和多发病，其病损可累及口腔黏膜或波及皮肤、其他黏膜。总的临床特点以单纯疱疹为代表的疱疹病毒感染最为常见，其发病急，有感染接触史或抵抗力下降史，病损以疱疹及疱疹破溃后形成的糜烂、溃疡为主。

口腔单纯疱疹是由单纯疱疹病毒引起的口腔黏膜及口周皮肤以疱疹为主的感染性疾病。单纯疱疹通过感染的分泌物（包括唾液）或直接接触病损致病，流行病学调查表明，30%~90%的居民曾发生过单纯疱疹病毒感染。儿童及成人均可发病，是口腔临床中最常见的病毒感染。

该病病因明确，为单纯疱疹病毒（HSV）感染所致。临床分为两种类型：①原发性疱疹性龈口炎。6岁以下儿童多见，成人也有发作。有前驱症状，之后口腔黏膜充血、水肿，多在牙龈及上腭见水疱破溃成溃疡，多个，可成片。②复发性疱疹性龈口炎。原发性疱疹感染愈合后，多数病例可能复发，但反应较轻，病损较局限，根据临床表现分为唇疱疹及口内疱疹。以唇疱疹多见。

治疗方法：总的原则为抗病毒治疗、全身支持疗法、局部对症处理和防止继发感染。①原发性疱疹性龈口炎，小儿多见，以支持治疗和局部对症治疗为主。注意休息，多饮水，0.1%依沙吖啶、0.05%氯己定溶液漱口。②复发性疱疹性龈口炎，以唇疱疹多见，局部涂 5% 阿昔洛韦软膏，口服阿昔洛韦、伐昔洛韦、泛昔洛韦等，连服 7 ~ 10 天。注意休息，漱口液漱口及补充维生素 C 等。具体药物请在专业医师指导下使用。

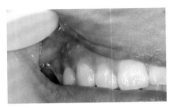

原发性疱疹性龈口炎

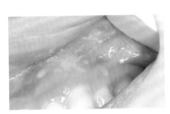

原发性疱疹性龈口炎

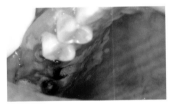

复发性疱疹性龈口炎

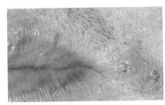

唇疱疹

三、口腔也会被真菌感染吗

口腔黏膜及舌部常感觉发干、烧灼痛，甚至有白色膜块状物是怎么回事？这有可能是口腔真菌感染。

口腔念珠菌病是人类最常见的口腔真菌感染，是由念珠菌引起的口腔黏膜急性、亚急性及慢性真菌病。容易造成人体发病的因素有激素及抗生素滥用、免疫功能低下、大手术、放射治疗等，干燥综合征患者及消化道疾病患者、口腔内有义齿修复体者、免疫及内分泌失调患者，容易发生真菌感染，该病日益增多，应引起重视。

口腔念珠菌病的主要症状：口干、发黏、烧灼感、疼痛、味觉减退，查体常见舌背乳头萎缩、黏膜有白色凝乳状斑膜、黏膜发红、口角潮红等体征。同时根据化验涂片检查真菌结果，明确诊断。

口腔念珠菌病的治疗方法：局部或全身应用抗真菌药，如制霉菌素片、氟康唑等，提高免疫功能，补充营养，清洗义齿（即假牙）。该病的预防应注意遵医嘱合理应用抗生素、糖皮质激素及免疫抑制剂，预防复发。具体药物请在专业医师指导下使用。

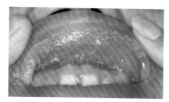

急性假膜型念珠菌口炎

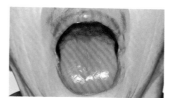

萎缩型念珠菌病

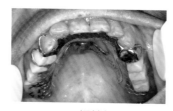

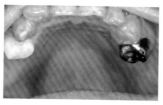

慢性红斑型念珠菌病（义齿性口炎）

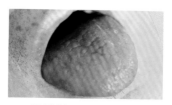

慢性增殖型念珠菌病

四、什么是慢性唇炎

唇部反复起皮，发痒，甚至有裂口，是怎么回事？

慢性唇炎病因不明，多与温度、化学、机械因素刺激有关，还与一些不良习惯（如舔唇、咬唇等）有关，也与烦躁、焦虑等精神因素有关。

本病时轻时重，反复发作，以干燥、脱屑、渗出、结痂为主要体征。下唇唇红部好发，表面可有淡黄色干痂，伴有灰白色鳞屑，周围轻度充血。患者局部有明显的痒感和灼痛感，常不自觉咬唇、舔唇或用手揉搓唇部，撕扯干燥的鳞屑，导致病损区破溃渗血、肿胀明显。继发感染后则出现脓痂，伴有皲裂，疼痛明显，肿胀持久不退，严重时甚至影响唇部活动。

患者应避免各种局部刺激因素，如改变舔唇、咬唇、撕皮等不良习惯。戒烟酒、忌食辛辣食物，避免风吹和寒冷刺激，保持唇部湿润。治疗方法包括局部用药和注射封闭治疗。具体药物请在专业医师指导下使用。

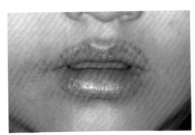 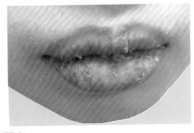

慢性唇炎

五、舌的几种常见病

》地图舌

地图舌是一种浅表性非感染性的舌部炎症。因其表现类似地图标示的国界，故名地图舌。其病损的形态和位置多变，又称为游走性舌炎。该病多见于学龄前儿童，成人常伴沟纹舌。

该病病因尚不清楚，可能的致病因素包括遗传因素、免疫及变态反应性因素、全身疾病（如银屑病、感染性肠道疾病）和其他因素（吸烟，精神、心理因素）。

地图舌好发于舌背、舌缘等部位。病损呈片状乳头萎缩，呈不规则的红斑区域，边缘表现为丝状乳头增厚，呈微隆起的边缘，与周围正常黏膜形成清晰的分界，状似地图。病损的位置和形态不断变化，似在"游走"。约3/4的患者无自觉不适症状，可于自检时偶然发现，偶有烧灼感或食用酸辣等刺激性食物有不适感。可自愈，常复发。

地图舌一般无须治疗。若进食辛辣、酸咸食物时有不适，则应尽量避免。局部一般应用漱口水等缓解症状。伴有沟纹舌及念珠菌感染者，应辅以局部抗真菌治疗。具体药物请在专业医师指导下使用。

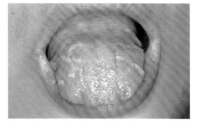

地图舌

» 沟纹舌

舌面出现许多沟裂，需要治疗吗？

这种情况多是沟纹舌，又称脑回舌、裂纹舌或皱褶舌，据调查，人群患病率约为 5%。该病病因不明，多认为是先天性发育异常，也可能与遗传因素、地理环境、食物种类、B 族维生素缺乏及银屑病等全身系统性疾病有关。

沟纹舌常见表现为舌背纵横裂沟，根据形态可分为脑回型、叶脉型、树枝型等。一般无自觉症状，由于沟内残存食物残渣，继发感染而产生炎症时，则有疼痛不适。沟纹舌舌体较肥大，沟纹可随年龄增长而加重，可与地图舌伴发。

患者应注意口腔卫生，以防止食物残渣和细菌在沟内积聚而继发感染。无症状者无须治疗。有炎症时可局部使用抗炎、防腐、镇痛的含漱液漱口。具体药物请在专业医师指导下使用。

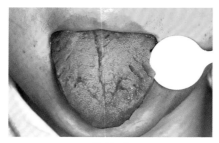

沟纹舌

» 灼口综合征

口腔黏膜经常有烧灼感、发干，也不影响进食，是怎么回事？

这类表现大多是灼口综合征，是指发生于口腔黏膜、以烧灼样疼痛感觉为主的症候群，不伴有明显临床病变体征，不能诊断为其他疾病，也无组织病理学特征的变化。有的学者将其称为舌痛症等。

国内、外研究表明，灼口综合征的发病率为 0.7% ~ 15%，多见于围绝经期或绝经后女性，病程为 2 ~ 7 年，病因尚未完全明确。现今大多数学者认为灼口综合征是一种神经源性疾病。

以口腔黏膜灼痛为主，也可伴随味觉改变、口干症状，称为灼口综合征的三联征，病程持续 3 ~ 6 个月以上。患者自述疼痛为烧灼痛，或似喝开水烫感，但不影响进食及睡眠，多在进食时灼痛症状减轻或消失，可为持续性灼痛，也可有晨轻晚重的趋势。

该病目前尚缺乏特异性治疗。治疗包括以抗抑郁药物为主的局部和全身药物治疗及心理疗法。具体药物请在专业医师指导下使用。

六、口腔黏膜的扁平苔藓是什么病

口腔黏膜发现许多白色或灰白色树枝状、网状、环状、斑片状条纹，偶有糜烂、疼痛，是什么病？有可能是口腔扁平苔藓。

扁平苔藓是皮肤黏膜的慢性炎症性疾病，皮肤和黏膜可单独或同时发病。其患病率为 0.5% ~ 2.2%，女性多于男性，年龄不限，多见于 30 ~ 50 岁。本病多呈慢性、反复发作，可持续数月至数年。长期糜烂的口腔扁平苔藓有潜在恶变风险，因此，世界卫生组织将其列为癌前状态。

该病病因尚不明确，可能与感染因素、精神因素、遗传因素、免疫性因素等有关。

扁平苔藓可发生于口腔黏膜任何部位，病损多呈对称性，表现为白色小丘疹连成的白色网纹或斑块，灰白色角化条纹周围可伴有充血、糜烂、萎缩及水疱等损害。可同时出现多种损害，病程较长的可变成不规则形状的棕褐色或暗紫色色素沉着。患者可无自觉症状，或者有黏膜粗糙感、木涩感、烧灼、口干等不适症状，黏膜有充血、糜烂时，遇辛辣、热、酸等刺激可有明显的刺激症状或疼痛。患者病情可反复，一般难以自愈。此外，皮肤、指（趾）甲也有病损改变。

本病无特效疗法。一般无症状的轻症不予治疗，但需定期随访。有症状者可局部或全身治疗，达到缓解症状、促进糜烂愈合、部分控制发展的效果。局部用药以糖皮质激素、免疫抑制剂、维A酸类及中药为主。全身用药常见有糖皮质激素、羟氯喹及中药等。具体药物请在专业医师指导下使用。

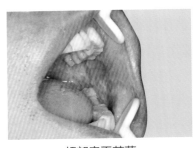

颊部扁平苔藓

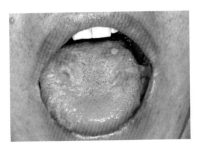

舌部扁平苔藓

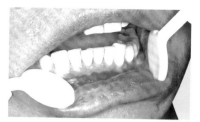

唇部扁平苔藓

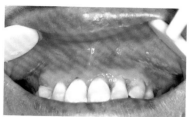

牙龈扁平苔藓

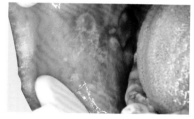

颊部扁平苔藓伴糜烂

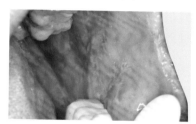

颊部扁平苔藓伴糜烂

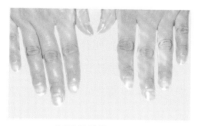

扁平苔藓指甲病损

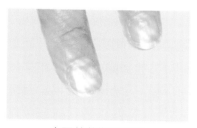

扁平苔藓指甲病损

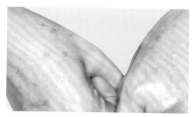

皮肤紫红色多角形丘疹

七、什么是口腔白斑病

口腔白斑病好发于 50 岁以上的男性，近年女性也有增多趋势，为发生于口腔黏膜上的以白色损害为主的病损，不能被擦去，临床表现和组织病理学检查不能诊断为其他可定义的损害，属于癌前病变或潜在恶性疾患。据世界卫生组织公布资料显示，口腔白斑病癌变率达 3%～5%。口腔白斑病不包括吸烟、局部摩擦等局部刺激因素去除后可以消退的单纯性过角化症。

该病病因尚不清楚，可能与局部长期刺激及某些全身因素有关，如烟、酒等理化刺激因素，人乳头瘤病毒感染、白念珠菌感染、全身因素等。

口腔白斑病的主要症状为口腔黏膜上发生的白色斑块，质地紧密，界限清楚，并稍高于黏膜表面。与正常黏膜相比，其弹性及张力降低，可发生于口腔黏膜任何部位，以颊黏膜最多见，唇、舌（包括舌背、舌腹、舌缘）亦较多。上腭、牙龈及口底亦可发生白斑，但较上述部位少见。一般多无明显自觉症状，或仅有粗糙和木涩感，如发生糜烂则引起疼痛。发生于口底及舌侧缘的白斑易癌变，可分为均质型白斑与非均质型白斑。

治疗方法：①去除刺激因素，如戒烟、酒、咀嚼槟榔习惯，去除残根、残冠及不良修复体等；②药物治疗（具体药物请在专业医师指导下使用）；③必要时手术治疗。此外，患者应提高口腔保健意识，保持良好口腔卫生，长期定期随访。

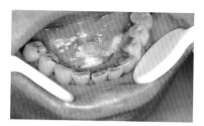

口底部白斑病

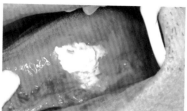

舌部白斑病

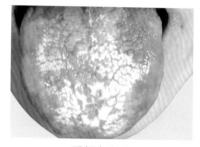

舌部白斑病

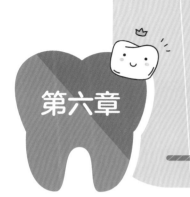

第六章 口腔外科

第一节 关于拔牙的一些知识

一、什么样的牙齿需要拔除

一般来说，以下情况的牙齿需要拔除。

1. 因牙体组织龋坏严重无法修复治疗的牙齿。

2. 引起正常牙齿萌出障碍或错位的多生齿。

3. 引起邻牙牙根吸收、冠周炎、牙列不齐等的阻生牙。

4. 因根尖周病无法治疗的牙齿。

5. 因晚期牙周病无法保留的牙齿。

6. 影响恒牙萌出的滞留乳牙。

7. 引起颌骨骨髓炎、上颌窦炎、囊肿等局部病变的病灶牙。

8. 骨折线上的牙齿，根据牙体本身情况决定是否保留。

9. 正畸治疗需要减数的牙齿。

10. 牙根折断需根据情况来决定是否保留患牙。

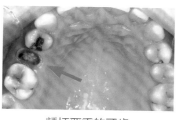

龋坏严重的牙齿

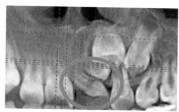

多生齿

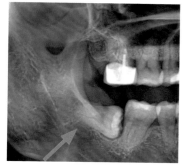

阻生牙

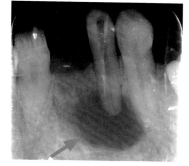

根尖周病

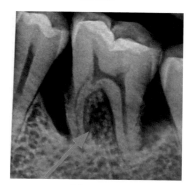

晚期牙周病

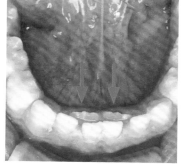

滞留乳牙

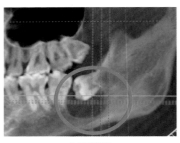

含牙囊肿

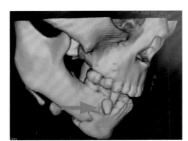

骨折线上的牙

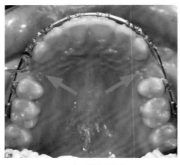

正畸减数拔牙

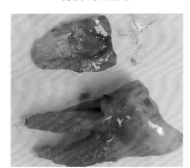

牙根根折

二、什么情况下不能或暂缓拔牙

1. 心脏病：① 6个月内有心肌梗死病史者；②近期心绞痛频繁发作；③心功能Ⅲ-Ⅳ级；④心脏病合并高血压者，应先治疗高血压、后拔牙；⑤有二度Ⅱ型或三度房室传导阻滞、双束支传导阻滞、阿-斯综合征病史者。

2. 高血压：血压高于180/100毫米汞柱，则应先控制血压后再行拔牙。

3. 血液病：①贫血：血红蛋白量低于80克/升；②白细胞减少症和粒细胞缺乏症；③急性白血病；④恶性淋巴瘤；

⑤出血性疾病（原发性血小板减少性紫癜、血友病），均应暂缓拔牙。

4. 糖尿病：空腹血糖高于 8.88 毫摩尔 / 升，应暂缓拔牙。

5. 甲状腺功能亢进症：静息脉搏在 100 次 / 分以上，基础代谢率在 + 20% 以上者，一般暂缓拔牙。

6. 各类急性肾病、肝病：急性肾小球肾炎、急性间质性肾炎、急性病毒性肝炎等。

7. 妊娠期、月经期。

8. 口腔颌面部急性感染期。

9. 恶性肿瘤累及的牙或因恶性肿瘤治疗所波及的牙（放射治疗后 3 ~ 5 年内不应该拔牙）。

10. 长期服用抗凝药物（如阿司匹林、肝素、华法林），拔牙前需停药 3 ~ 5 天。

11. 长期使用肾上腺皮质激素治疗。

12. 患有神经、精神疾患。

三、拔牙后我们应该注意什么

拔牙后咬口内棉卷 30 ~ 60 分钟；2 小时后进食、水，以温、软为主；拔牙后 24 小时内不可刷牙或漱口；24 小时内间断冰敷；避免用患侧牙齿咀嚼食物，勿用舌舔舐创口，更不可反复吸吮。

第二节　口腔颌面部感染有哪些

口腔颌面部感染是指口腔、颌骨和面部软组织的炎症性疾病的总称，为常见病、多发病。

一、智齿冠周炎了，怎么办

智齿冠周炎为智齿萌出过程中或智齿阻生萌出不全导致牙周周围软组织的炎症。

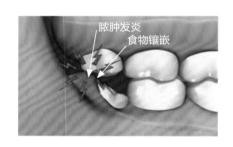

脓肿发炎
食物镶嵌

处理：智齿冠周炎一般在门诊治疗，包括三个方面，即局部治疗（及时、有效地切开引流，冠周龈袋内冲洗、用药，含漱剂漱口）、抗菌药治疗及全身支持疗法。急性炎症控制后智齿的后续处理可避免反复发作。

二、什么是颌面部间隙感染

颌面部间隙感染是颌面和口咽区潜在间隙中化脓性炎症的总称。

处理：如间隙感染较局限，无明显全身症状，不需做病原学检查的患者可以考虑门诊治疗。一般情况下，口腔颌面部间隙感染需住院治疗。

1. 局部治疗 感染间隙的处理：早期可使用药物外敷和局部红外线照射，促进炎症吸收消散。间隙感染脓肿一旦形成，应及时切开引流，冲洗换药。如果因腐败坏死性口底蜂窝织炎出现呼吸困难、吞咽困难，一经临床诊断，宜早期广泛切开。控制病原灶感染，进行后续治疗，如病灶牙的拔除等。

2. 全身抗菌药物的应用 结合病原学检查和药敏试验结果，进行抗菌药物治疗。

3. 全身支持治疗 重症患者需全身支持治疗，包括卧床休息、加强营养、输液或少量输血等。

三、什么是婴幼儿化脓性淋巴结炎

婴幼儿化脓性淋巴结炎大多数由上呼吸道感染及扁桃体炎引起。

》感染来源

1. 上呼吸道感染 扁桃体炎、咽炎。
2. 口腔感染 慢性牙源性病灶。
3. 皮肤感染 湿疹、疖、痈等。

急性化脓性淋巴结炎初期可表现为淋巴结肿大、变硬，自觉疼痛，感染未予控制可发展成脓肿，表现为局部疼痛加重，皮肤红肿。如未及时治疗，小儿患者尚可出现败血症，甚至可出现中毒性休克症状。

慢性淋巴结炎多因口腔慢性牙源性病灶引起，也可能是急性炎症后期未能清除病灶。

»治疗

1. 全身抗感染治疗　根据患者病情、病原学检查及细菌培养药敏结果选择抗菌药物。

2. 切开引流　已经化脓的淋巴结炎需切开引流。（具体需临床医师进一步检查）

3. 支持治疗　病情严重者需加强营养、补充液体治疗。（具体需根据临床检查进一步用药）

四、什么是颜面部疖、痈

颜面部疖、痈是指皮肤毛囊及皮脂腺的急性化脓性感染。发生在一个毛囊及其所属皮脂腺的，称为疖；相邻的多数毛囊和皮脂腺同时发生的急性化脓性感染，称为痈。

颜面部疖、痈的防治应注意以下几方面。

1. 禁热敷，忌挤压，少做唇部运动。

2. 局部可擦 2% 碘酊（初期）。

3. 中药外敷：金黄散、二味拔毒散。

4. 高渗溶液（含 10%Nacl）持续湿敷。

5. 切开引流。炎症局限形成，已经形成明显的皮下脓肿而经久不溃破时，考虑做保守性切开，引流出脓液，但是切记不可挤压脓腔。

6. 抗生素。根据细菌培养及药敏试验选择抗菌药物。

7. 对症支持治疗。重症患者需全身支持治疗，包括卧床休息、加强营养、输液或小量输血等。

第三节　口腔颌面部外伤怎么办

口腔颌面部的范围包括口腔、眼眶的下外侧方、耳前下方、颊部、唇部、下颌及颈部的上面一小部分。

一、面部软组织挫伤怎么处理

受伤部位可见明显的肿胀、淤血，表面青紫，伴有压痛。受伤如不超过 24 小时，可用毛巾浸冷水后冷敷，有条件的也可用冰袋，以帮助止血，减轻疼痛。如受伤时间超过 24 小时，则应采取热敷，可用温毛巾或热水袋敷于伤部，以帮助化瘀，但不管是冷敷还是热敷，都不要连续进行，以避免引起冻伤或烫伤。

二、牙齿脱落了，怎么做

如果出现外伤后牙齿完全脱落，患者要做的是找到脱落的牙齿，并把它交给医师。在这个过程中要注意两个问题：第一，要争取时间，越早越好；第二，要保持脱落牙齿的清洁、湿润，避免再次损伤牙周膜组织，把脱落的牙齿泡在生理盐水、牛奶、清水中或者直接含在口内都是可以的。

三、口腔颌面部多发伤，怎么做

由于口腔颌面部所处的特殊位置，创伤程度较重时很容易发生多发伤，并可影响到颅脑而发生颅底骨折或颅脑损伤。当怀疑口腔颌面部有多发伤时，先处理危及生命安全的损伤，如清除口腔异物，保持呼吸道通畅，防止窒息发生；对面部及头皮等处的出血，可用无菌敷料或干净布料、毛巾等行加压包扎。对于面部、颈部裂开性或穿通性伤口，可采取填塞止血的方法，用无菌敷料或干净布料填塞伤口，然后再行加压包扎。如果患者生命体征不平稳，出现休克症状，应立即送往附近医院急诊室进行抢救。

第四节 什么是口腔颌面部肿瘤

口腔颌面部肿瘤是指发生在颜面部软组织、口腔、舌、唾液腺、颌骨及相邻颈部肿瘤的总称。

当出现以下症状时，我们就应该警惕有可能发生了口腔颌面部肿瘤。

1. 不对称 具体表现为单侧面部有边界或无明显边界的增大，伴或不伴有疼痛。

2. 不适感 包括疼痛、麻木等，如牙齿疼痛、神经性疼痛等。

3. **功能障碍** 当肿物发生时，或因占位压迫，可导致张口受限、复视等。

4. **出血** 肿瘤导致的出血是非常凶猛的，甚至会因此而危及生命。

当出现以上症状时，就应该及时就诊于口腔颌面外科或头颈肿瘤外科，查明原因，早日得到全面、系统的治疗。

第五节　唾液腺疾病有哪些

唾液腺又称涎腺，主要包括腮腺、颌下腺、舌下腺及其他小唾液腺。常见的唾液腺疾病大致可以分为唾液腺炎症、涎腺结石病、舍格伦综合征（口干综合征）、唾液腺黏液囊肿及唾液腺肿瘤。

1. **唾液腺炎症**

急性化脓性腮腺炎：早期表现为耳下或耳周肿胀、自觉疼痛或有压痛，早期可抗感染对症治疗，常规可使用青霉素或适量头孢氨苄，并保持口腔清洁；若病情严重，发展到化脓阶段，则需要到医院就诊，行切开引流治疗。

慢性阻塞性腮腺炎：多与进食有关，进食后出现耳周肿胀，进食后一段时间肿胀消退；有部分患者晨起肿胀明显，自行按摩后口内有咸味液体溢出，肿胀减轻。治疗方法：以去除病因为主（需临床医师诊断）；其他保守治疗：自后向前按摩耳周腺体，促进分泌物排出，或是咀嚼无糖口香糖或含维生素C片，促进唾液分泌；用温热盐水漱口。如果以上治疗效果不佳，需到医院就诊，考虑手术治疗。

2. 涎腺结石病　多由于下颌下腺导管内发生钙化性团块引起，表现为进食后颌下区肿大，自觉有胀痛感，进食后不久肿胀可消退，反复发作。出现这样的症状需到医院就诊，根据临床医师诊断选择治疗方式。

3. 舍格伦综合征（口干综合征）　是一种自身免疫性疾病，多发生于中年以上女性，当出现眼干、口干、唾液腺及泪腺肿大、类风湿关节炎等时，需到医院就诊，进一步检查治疗。

4. 唾液腺黏液囊肿　常见的有黏液腺囊肿和舌下腺囊肿。黏液腺囊肿常发生于下唇及舌尖下方，表现为半透明、淡蓝色的小泡，类似水疱，咬破后可消失，破裂处愈合后一段时间可再次出现。舌下腺囊肿主要表现为一侧的舌下区出现淡紫蓝色膨隆，质软，破裂后流出黏稠蛋清样液体，囊肿可暂时消失，数日后囊肿可再次出现。出现上述症状，需到医院就诊，进一步手术治疗。

5. 唾液腺肿瘤　当出现耳下、耳后、颌下区肿块，伴或不伴有疼痛时，应该到口腔颌面外科就诊，进行早期治疗。

第六节 关于唇腭裂的一些知识

唇裂和腭裂表现为患儿的上唇或腭部裂开。

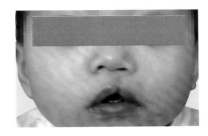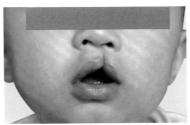

一、发病因素有哪些

1. 遗传因素　呈家族存在。

2. 营养因素　各种原因造成妇女怀孕期间维生素缺乏。

3. 感染和损伤　主要指妊娠早期遇到某些损伤，特别是引起子宫及邻近部位的损伤，如人工流产不全或不科学的药物堕胎及妊娠初期感染性疾病。

4. 内分泌影响　妊娠早期孕妇因生理性、精神性及损伤性因素，体内的肾上腺皮质激素分泌增加，可诱发先天畸形。

5. 药物因素　如环磷酰胺、氨甲蝶呤、苯妥英钠、抗组胺药、沙利度胺等，均可导致胎儿畸形。

6. 物理因素　如胎儿发育期，孕妇接触放射线或微波等。

7. 烟酒因素　据统计，妊娠早期大量吸烟（包括被动吸烟）及酗酒，可导致唇腭裂发病率增高。

二、怎么预防

致畸原因多种多样，但病因尚不明确。不过在妊娠早期（特别是 3 个月之前）采取积极的预防措施是非常必要的。注意饮食搭配及营养摄入，避免精神紧张和情绪激动，避免接触放射线及微波，禁忌烟、酒，避免感染病毒及禁用导致胎儿畸形的药物。

三、如何治疗

唇腭裂畸形的治疗包括手术及后期治疗。下表为国际、国内对唇腭裂治疗顺序时间。

3～6 个月	唇裂修复术
8～12 个月	腭裂修复术
4～5 岁	语音、腭咽闭合功能评价,语音训练咽成形术,必要时唇继发畸形矫正
9～11 岁	牙槽突裂植骨修复
12～13 岁	必要的正畸治疗,必要的鼻唇畸形矫正
15～16 岁	外科正畸治疗
16 岁以上	鼻唇继发畸形矫正

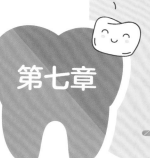

第七章 口腔正畸

一、你知道什么是错殆畸形吗

　　绝大部分错殆畸形是儿童在生长发育过程中，由先天遗传因素或后天环境因素（如疾病、口腔不良习惯、换牙异常等）导致的牙齿、颌骨、颅面的畸形。此外，外伤、牙周病等原因也可造成错殆畸形。如牙齿排列不齐、上下牙弓殆关系异常，颌骨大小、形态、位置异常等。可见，它已远不只是指牙齿错位和排列不齐，而是指由牙、颌骨、颅面间关系不调而引起的各种畸形。

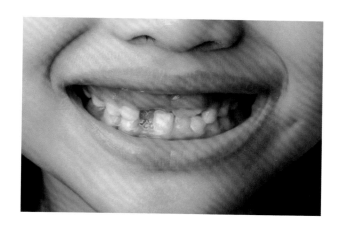

二、你知道哪些情况需要做矫正吗

　　乳牙期、替牙期及恒牙期各种牙性、功能性及骨性错𬌗畸形都需要正畸治疗。

　　1. 牙齿拥挤　表现为牙齿里出外进，不美观，易患龋齿，易患牙周病。

　　2. 牙间隙过大　表现为牙齿间的缝隙过大。

　　3. 前牙反𬌗　又称"地包天"，表现为下前牙咬在上前牙的外面，可分为牙性反𬌗、功能性反𬌗、骨性反𬌗。

　　4. 深覆盖　又称"龅牙"，表现为上颌前突或下颌后缩，或上、下颌双突等。

　　5. 深覆𬌗　前牙咬合过深，表现为咬合时下前牙暴露不足。

　　6. 后牙反𬌗、锁𬌗　影响咀嚼功能，长期易致颌骨偏歪畸形。

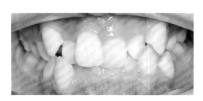

牙齿拥挤

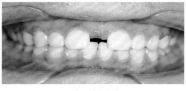

牙间隙过大

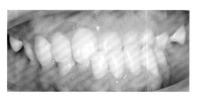

前牙反𬌗（地包天）

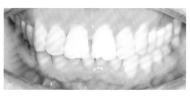

深覆盖（龅牙）

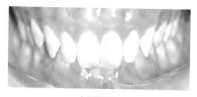

深覆𬌗

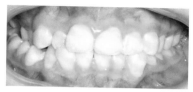

后牙反𬌗

三、几岁开始矫正最合适

牙齿矫正不受年龄限制，小到乳牙期儿童，大到成年患者，只要条件允许，都可以做矫正。一般情况下，可以选择孩子在乳牙换完后（即 11 ~ 12 岁）做矫正。但是有些情况需要尽早接受治疗，例如：乳牙反𬌗的患儿，最好在 4 岁左右就接受早期矫正；替牙期的孩子存在个别牙反𬌗等情况，需要及早治疗。对于情况较为严重的，如上、下颌骨畸形（前牙或嘴唇过分前凸），个别牙齿严重错位（严重错位的扭转牙），都应尽早接受治疗。

现在依然有很多家长对牙齿矫正有认知误区，认为反正小孩子的乳牙会替换，乳牙畸形不会影响将来牙齿的生长，孩子一旦长大，骨骼会慢慢长开，牙齿畸形会慢慢恢复，觉得正畸一定要等到所有乳牙换完；还有些家长因资金、时间等原因，一直拖延治疗。殊不知，这样会错过最佳的矫正时机，从而使畸形更加严重，增加治疗难度和矫正风险。

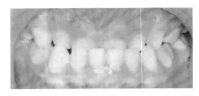
矫正前

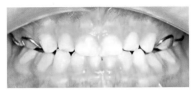
矫正后

四、你了解有哪些矫正方法吗

》矫治方法

1. 预防矫治　破除早期不良习惯，保持乳牙早失的缺隙等。

2. 阻断矫治　治疗早期严重牙列拥挤、早期牙齿反𬌗等。

3. 一般矫治　治疗替牙期及恒牙期的各种错𬌗畸形等。

4. 外科矫治　生长发育完成后的严重骨性错𬌗畸形，需外科手术配合正畸治疗。

》正畸矫治器种类

1. 固定矫治器

金属普通托槽： 表面光滑，体积小巧，坚固耐用，经济实惠。

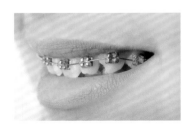

金属自锁托槽：摩擦力减小，缩短矫治周期；无须额外结扎固定，缩短复诊时间，舒适感增强。

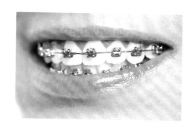

陶瓷托槽：色泽贴近自然牙齿颜色，美观性较好。

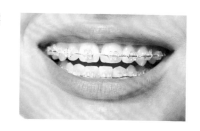

陶瓷自锁托槽：结合陶瓷托槽的美观性与自锁托槽的结构优点，属于固定矫治器中的一种。

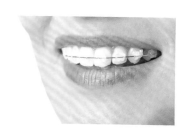

2. **无托槽隐形矫治器** 采用透明材质，美观性好，无明显异物感，可自行摘戴。复诊间隔时间增长，可减少复诊次数。清洁简单，易保持口腔卫生。舒适感最佳。

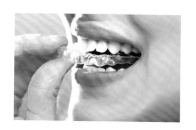

3. 活动矫治器　患者可自行摘戴，用于预防性矫治及阻断性矫治。

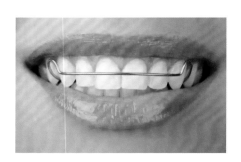

4. 功能矫治器　通过口颌系统肌力矫治错殆畸形，一部分属于可摘矫治器，一部分属于固定矫治器。

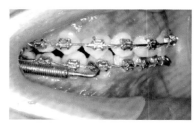
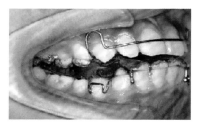
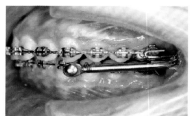
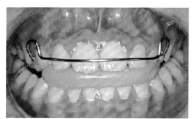

各类功能矫治器

五、矫正的一般流程包括哪些

1. 初诊。口腔一般检查和正畸专科检查，制取口内初诊模型，拍摄 X 线片或牙科 CT 等，建立病例档案。

2. 设计及确定矫正方案。

3. 实施阶段，包括矫正前的准备工作，如龋齿的治疗、牙周的洁治、拔牙等，然后进行矫治器的初装初戴，并交代注意事项。

4. 复诊。每 4 ～ 6 周复诊一次。医师根据矫正情况进行加力或调整，使矫治计划顺利进行。

5. 矫正结束，进入保持阶段。

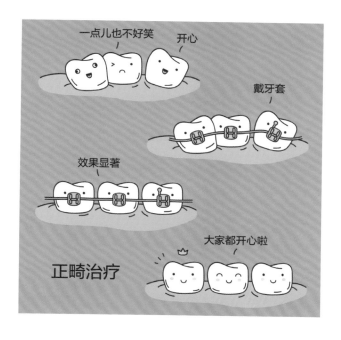

六、戴上矫治器之后需要注意哪些问题

» 活动矫治器

1. 一定按照医师要求的时间佩戴。活动矫治器一般需佩戴半年以上，需患者耐心配合。若每天佩戴时间不够，则会影响治疗效果。

2. 活动矫治器切忌用热水或化学溶液（如酒精）浸泡，日常护理时用牙刷蘸牙膏清洁即可。平常不戴时可以把活动矫治器放在冷水里，这样可以有效防止异味的产生。

3. 患者不可自行调整或扳动上面的钢丝、弹簧、卡环，因为这样会造成矫治器力量的变化。如果出现矫治器松动或脱落、牙齿疼痛，应及时联系医师进行处理。

4. 需要患者自行加力或使用戴橡皮筋的矫治器时，一定要遵医嘱，不要自行改变加力频率或增减橡皮筋的数量，力量过大或过小都会对牙齿造成损伤。

5. 矫治器调节加力后，1～2 天内牙齿及其周围的软组织会感到酸胀不适，如果牙齿出现剧烈疼痛，或持续加剧，应到医院就诊。

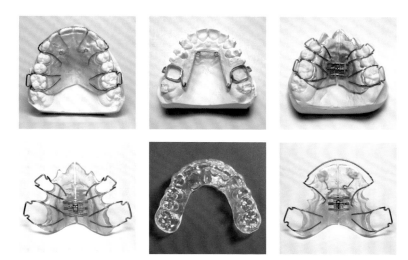

各类定制式活动矫治器

》固定矫治器

1. 保持口腔卫生。牙齿矫正治疗过程中如果不注意口腔卫生，很容易导致龋齿和牙龈炎，甚至牙周病。因为在牙齿上蓄积的食物残渣会滋生细菌，细菌分解产酸导致牙齿脱矿龋坏，以及牙龈增生或萎缩。如果复诊时医师发现患者的口腔卫生很差，危及牙周组织健康时，医师可能会中断矫正治疗，因此，保证口腔卫生尤为重要。牢记，每天都要勤刷牙，至少刷4次或5次，每次饭后都要刷牙。

另外，刷牙时一定要注意正确的刷牙方法。每次刷牙时间要在 3 ~ 5 分钟以上。家长要注意给孩子准备"三件套"——牙刷、牙膏、小镜子，让孩子随身携带，以便于孩子在学校吃了东西后及时刷牙。家长给孩子选择牙刷时尽可能使用正畸专用牙刷，要是买不到，也可以用小头的儿童牙刷代替，尽量使用软毛牙刷。每次刷牙时要照着镜子把牙齿和金属托槽上附着的脏东西都刷掉。

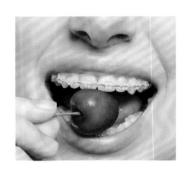

2. 注意饮食。进餐过程中应该细嚼慢咽，避免食用过硬或过黏的食物，比如硬糖、面包干、牛肉干、小核桃、话梅、花生、骨头、甘蔗、苹果、梨、软糖等，这些会导致矫治器损坏或托槽脱落，还易使弓丝变形，从而影响治疗效果。日常饮食中，如排骨、鸡、鸭等，可以剔肉食用；苹果、梨等硬质水果，可以削成片儿吃；甘蔗可以榨汁儿喝。

3. 初戴矫正器及每次复诊加力后，牙齿可能出现轻度反应性疼痛或感觉咀嚼酸软无力，这属于正常情况。一般持续3~5天后这些不适症状即可减轻或消失。若疼痛持续3~5天不减轻反而加重，或出现其他情况，则需及时与医师联系就诊检查。

4. 定期复诊，坚持佩戴。由于牙齿移动的速度很缓慢，所以牙齿矫正的时间一般很长，这是一个漫长的过程，患者为了达到完美的矫正效果，一定要有足够的耐心。牙齿在矫正过程中，实际上每天都在不断地移动，只是我们肉眼很难发现而已。移动一段时间和距离后，加于弓丝的矫正力量减退或不存在，这个时候就需要定期复诊，由医师来加以调整，直到牙龄畸形被彻底矫正。一般每 4～6 周复诊一次，若不按时复诊或长期不复诊，矫正牙齿将失去控制，会出现牙齿移动异常或治疗无进展等情况。

》隐形矫治的注意事项

佩戴隐形矫治器的患者，每天佩戴时间在 20 小时左右，进食和刷牙时摘下，其余时间均需认真佩戴。平均 2 周更换 1 副矫治器，3 个月左右复诊 1 次，在主治医师的指导下使用新的牙套。隐形矫治器需经常清洗，取下矫治器后可用牙刷及牙膏在凉水中清洗，必要时可用专业清洁剂浸泡。切勿使用热水清洗，否则矫治器可能会变形。

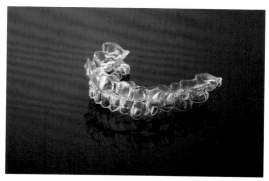

无托槽隐形矫治器

七、矫正结束之后还需要做什么吗

1. 正畸结束后必须佩戴保持器，以防牙齿发生移位、畸形复发。

2. 初戴保持器应全天 24 小时佩戴（除了吃东西和刷牙时

可取下保持器）。佩戴总时长应该听取医师指导，不可在佩戴过程中自行中断，否则可引起牙齿畸形的复发。

3. 禁止将保持器浸泡于漱口剂、热水和酒精等液体中，不戴时应将保持器放在凉水中浸泡。定期对保持器进行清洁。

4. 佩戴压膜保持器时，应避免接触有色物质，如红酒、橙汁、酸梅汁等，否则会引起保持器染色，影响美观。同时应避免保持器反复弯折或过大角度变形，否则易折断。

5. 摘除哈雷式保持器时，先将两侧后牙卡环抠松，再摘下整体，不要在前牙唇弓处用力，以免钢丝变形而导致牙齿移位。

6. 佩戴舌侧固定保持器应注意口腔卫生，定期洁牙，进食时应避免咀嚼坚硬食物，以免保持器脱落。

7. 一般佩戴保持器之后第 1 个月左右需要复诊 1 次，如无异常则 3 ~ 6 个月至 1 年复诊 1 次，具体请遵医嘱安排。

8. 一旦发现保持器损坏或变形，请及时与医师联系复诊，重做保持器，否则牙齿畸形将呈不同程度的复发。

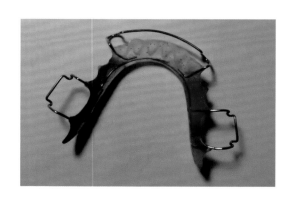

八、矫正中你遇到过哪些难题

» 矫正后牙齿会松吗

矫正不会造成牙齿松动。牙齿矫正就是要把牙齿移动到合适的位置，根据牙槽骨和牙周的改建周期，牙齿移动的速度大约每月 1 毫米，在这个过程中牙齿略显松动，但移动到正确位置 3 个月后，会完全恢复到治疗前的稳固程度。因此，家长完全不必担心矫牙之后牙齿会松动、不牢固。

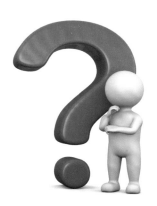

» 矫正需要拔牙吗

不是所有矫正都需要拔牙，是否需要拔牙是由多项因素决定的。医师会根据每个患者的具体情况来制订矫正方案。如果牙齿排列轻度拥挤，或者有间隙的话，可以不拔牙。但是，大部分患者因为牙列拥挤或前突要求矫正，拔牙能够给拥挤的牙齿或内收前突的牙齿创造空间。这就好比一条路只能站 10 个人，由于场地减小或人员增多，而又要求队列整齐，就只能减少人数了。

» 拔牙后间隙怎么办

正畸拔牙后腾出来的空隙，正是出于某种需要，随着牙齿不齐、前突的改善，拔牙空隙会逐渐减小。等到矫治完全结束后，不会留下空隙，更不用担忧因此去镶牙。

≫ 拔牙有不良影响吗

正畸拔牙不会对口腔及身体健康造成不良影响。拔牙前医师会对患者做全面检查，确定局部及全身条件允许后才开始拔牙。在拔牙过程中，医师会在保证患者不感觉疼痛的前提下，将需要拔的牙完整拔出。拔牙后，患者只要遵照医嘱，保护好创口，并做好口腔卫生，拔牙创口就能很快愈合。

≫ 虎牙可以拔吗

为了追求美观，很多觉得虎牙难看的人都急于把它拔掉，这是很不妥当的做法。虎牙有较强的咀嚼功能，对良好咬合关系起重要的引导作用。而且虎牙支撑口角，对维持颜面部适宜的丰满度有重要作用。因此，虎牙不能随便拔，否则，不仅不利于口腔健康和功能，还会影响容貌美观。

≫ 口腔不良习惯将导致哪些错𬌗畸形

婴儿从出生到1岁左右处于"口欲期"，通过口腔感知世界，存在与生俱来的吸吮反射。2岁以上的孩子，仍然经常"吃手"（吮指习惯），可能是身心两方面的原因。

长期吮指的不良习惯会导致一些严重后果，如孩子面型和牙齿排列发生变化，往往表现为"龅牙"等；异常的舌习惯，如舔牙、吐舌及伸舌习惯，易形成局部或前牙的开𬌗；儿童可能因为情绪原因出现咬唇动作，咬下唇易导致上颌牙列间隙、下颌后缩，开唇露齿；咬上唇可形成前牙反𬌗。长期偏侧咀嚼习惯会引起颜面骨骼结构的不对称；张口呼吸则可引起牙弓狭窄、腭盖高拱、上颌前突及下颌后缩的"天包地"面容。家长发现这些情况的时候，要耐心寻找孩子出现这种习惯的原因，并及时就医，寻求医师的帮助。

》成人还能矫正吗

矫正不受年龄限制，只要各方面条件允许都可以做矫正。只是成年人生长潜力有限，组织反应较慢，矫正时间会相对较长，矫正要求相对较高。成年人口腔情况较为复杂，常伴有龋坏、牙周病、缺牙和颞下颌关节紊乱综合征等各方面的疾病，需要多个学科的医师联合诊断治疗，以达到最佳的矫正效果。

》牙周病能不能做矫正

牙周病患者也可以做矫正，只是相对于牙周健康人群来说，牙周病患者的正畸治疗相对复杂，且风险较高。这就需要牙周科医师和正畸科医师联合治疗，选择最佳的治疗设计，并在治疗时机、治疗方法和治疗过程中相互配合、协调，以获得最佳的治疗效果。牙周炎患者在进行正畸治疗时，对其牙周的治疗与维护应贯穿始终，在正畸治疗前、治疗中、治疗后都应持续进行牙周治疗与维护。患者自身口腔健康的维护对其牙周及正畸治疗效果有很大的影响，故医师对患者的口腔卫生宣教非常重要，嘱其通过自身的行为，如使用牙间隙刷、冲牙器等，帮助其维护正畸治疗期间的牙周健康。

》颞下颌关节紊乱综合征患者能矫正吗

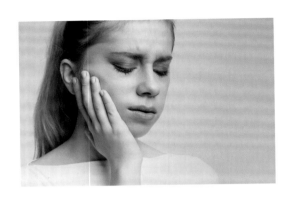

颞下颌关节紊乱综合征是发病率仅次于龋病、牙周病及错拾畸形的口颌系统疾病，可由错拾因素、局部神经肌肉以及精神、心理因素等引起，主要表现为关节区疼痛、关节弹响杂音、下颌运动障碍等。由于错拾是常见的主要致病因素之一，通过对错拾的矫正，可去除病理性牙拾因素，改善、缓解和消除颞下颌关节的症状，使拾与颞下颌关节、咀嚼肌功能相互协调。但需要注意的是，正畸不会导致颞下颌关节紊乱综合征，正畸也不能治疗颞下颌关节紊乱综合征，两者没有必然联系。如果正畸前或正畸中颞下颌关节髁突出现骨皮质不连续或者进行性吸收，建议暂缓开始正畸治疗或者停止正畸治疗。

》正畸 - 正颌联合治疗的适应证

正畸 - 正颌联合治疗可以针对各种严重的骨性牙颌面畸形（包括各种先天畸形、发育畸形及外伤引起的牙颌面畸形）进行治疗。一般在生长发育完成后进行，诊疗程序包括以下五个步骤：①全身情况的评估；②牙周、牙体等口腔综合治疗；③术前正畸治疗；④正畸外科手术治疗；⑤术后正畸治疗。

》矫正过程中的急症该怎么处理

正畸治疗中出现的"急症"是指患者复诊后回到家中，矫治装置突然出现的一些小问题，下面教您一些小方法，帮您在这些"急症"面前镇定自若。

1. 弓丝的问题

（1）弓丝末端过长对黏膜刺激时，可用长细的钳头将弓丝末端弯成小圈状，或在弓丝末端粘上黏膜保护蜡或无糖口香糖。

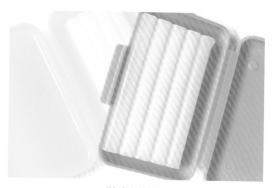

黏膜保护蜡

（2）主弓丝出颊面管时，可用工具钳将其放回颊面管。

（3）如果自行解决不了，则需到医院就诊。

2. 托槽的问题

（1）如果托槽完全脱落下来，则保存好，下次复诊带来；如果脱落的托槽还在牙面上，可保持其不动，如不舒服，可用黏膜保护蜡；如果脱落的托槽通过结扎丝在弓丝上滑动损害黏膜时，可用工具钳将其放在牙面上，并及时与正畸医师联系。千万不要在已脱落的托槽上进行弹力牵引。

（2）如果不小心吞咽了托槽、带环等部件，要保持镇静，它们一般可经消化系统由大便排出。如果感到呼吸困难则应立即去医院拍X线片，请相关专科医师处理。

3. 结扎丝的问题

（1）结扎丝刺激黏膜时，可用橡皮擦将它推到一个合适的位置。

（2）如果结扎丝脱落，弓丝从托槽中划出而刺伤黏膜时，需及时与正畸医师联系，一般情况下不必立即复诊。

4. 附件的问题

在隐形矫正过程中医生为了让矫治更方便，效果更快、更好，很好地控制牙齿的移动，粘接在牙冠上以辅助矫正的复合树脂材料，就是隐形矫正附件。

隐形矫治中，若粘接在牙上的复合树脂材料脱落，则需与正畸医师联系，约诊后重新粘接。

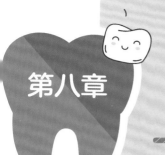

第八章

牙齿种植

一、什么是种植牙

种植牙是指将无机的异体材料锚固在颌骨内，为缺失牙的修复体提供支持和固定的修复方式。它包括下部的支持种植体和上部的牙修复体两部分。

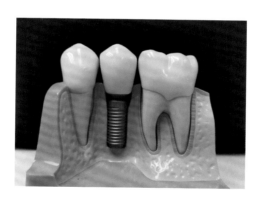

二、种植牙与传统修复相比，有哪些优点

1. 种植牙外形美观，就像自然牙齿一样，舒适，咀嚼功能强，便于清洁。

2. 种植牙牙根深植于牙槽骨里，对牙槽骨有功能性刺激，有助于防止牙槽骨的吸收和牙槽黏膜的萎缩。

3. 不需要磨小缺牙周围的正常牙齿。

4. 不会因固位的要求而增加自然牙的负担，咬合力量通过种植体直接传到颌骨，可避免邻牙的损伤。

5. 因不存在钢丝卡环和基托，避免了异物感、味蕾迟钝及进食障碍等不适。

因此，种植牙作为我们缺牙后的修复替代体，在外观、感觉和咀嚼功能等方面都更接近我们的自然牙齿，是牙齿缺失后的理想修复方法，被称为人类的"第三副牙齿"。

三、种植牙到底有多结实

临床统计资料显示，人工种植牙的 5 年成功率达 95%，10 年成功率达 90% 以上，种植牙的失牙率低于人类自身牙齿的失牙率。世界上第一例种植牙患者的种植体使用了 42 年，该患者于 2007 年去世时，他的种植体依然完好。种植体到底能维持多长时间还有待进一步研究。不过，有一些办法可以让你的种植牙更经久耐用。种植义齿的成功依赖于良好的口腔卫生。进食后应及时漱口，并学会使用牙线与牙刷。牙线能有效去除牙间隙内的软垢及食物残渣；牙刷应选择刷毛较柔软、末端为圆头的；牙膏要选择含软性摩擦剂的。在清刷种植体基桩周围时，动作要轻柔，避免牙刷直接刺激、损伤其周围的软组织。

四、种植牙的市场现状

　　全球种植牙市场庞大，每年约有 31 亿美元的产值，随着老年人口数量逐年攀升，种植牙市场在过去 10 年间每年以 20% 速度增长，然而由于国内技术的原因，种植牙多半依赖欧美进口。我国种植牙市场发展迅速，据统计，2011 年至 2020 年我国种植牙数量从 13 万颗增长至 406 万颗，9 年复合增速达 47%。目前种植牙市场主要分布于国内一、二线城市，且高端用户市场主要在北京、上海、广州、深圳等地。

五、种植牙的结构

　　种植牙并不是真的种上自然牙齿，而是通过医学方式，将与人体骨质兼容性高的纯钛金属经过精密的设计，制造成类似牙根的圆柱体或其他形状，以外科小手术的方式植入缺牙区的牙槽骨内，当人工牙根与牙槽骨结合后，再在人工牙根上制作牙冠。

六、种植牙的材料（根和冠）

　　种植牙的牙根称为种植体。种植体一般有两种材质，一种是纯钛，一种是钛合金，可以与骨很好地结合。种植牙的上部分牙冠一般有三种材料，即金属、烤瓷或者是全瓷的。

七、种植牙的成功率

　　自 1965 年瑞典 Branemark 教授首次将骨整合种植材料应

用于临床以来，种植牙的疗效在全世界各地经过了 40 多年严格的临床验证。目前国际上许多国家已将种植技术作为修复牙齿缺乏的首选方案，无论是单个、多个牙缺失，还是全口牙缺失，都可采用种植治疗。2005 年在德国超过 50% 缺牙患者选择了种植牙。我国也于 1972 年开展了种植牙的研究与临床实践，种植牙的成功率已超过 95%。

八、缺牙的危害

"缺了一颗牙等于危害了整个口腔的健康"，这不是危言耸听。长时间缺牙，即便只是一颗，也会对整个口腔颌面系统造成不良影响。那具体会有什么影响呢？

1. **易引起邻牙龋齿**　缺牙后不及时修复，邻近的牙齿会渐渐松动，牙齿与牙齿间出现缝隙，容易使食物嵌塞到牙齿间隙里，发生龋齿等牙齿疾病。

2. **引发周围牙齿松动脱落**　缺牙后不去修复，时间一久，邻牙、对𬌗牙甚至同侧牙也会跟着松动、脱落。这是因为缺牙的地方没有支撑，邻牙就会在咀嚼力的作用下，慢慢移位歪斜，逐渐松动；而与缺牙有咬合关系的对𬌗牙齿，咀嚼时也因为没有牙齿支撑，会越变越长，最终也会松动、脱落。

3. **对颌牙伸长，导致塞牙**　由于牙齿的缺失，邻牙的不合理移动，对颌牙的过度生长，不仅会造成咬合紊乱，增加食物嵌塞的概率，也不利于日后牙齿的修复。反过来，食物嵌塞还会加重牙齿局部的龋坏程度，形成恶性循环。长期如此，局部牙周组织遭到破坏，出现炎症，容易形成牙周炎，表现为牙龈萎缩、脓肿、口臭。

4. **影响发音和面貌**　如果缺失的是门牙，很容易出现说话时漏"风"，讲话不清楚，影响正常社交。另外，缺失门牙还会严重影响面容美观。

九、种植牙上部修复全瓷冠、金属烤瓷冠和金属冠各有哪些优缺点

这三种材质是根据患者和临床需要而开发出来的不同材质的牙冠。

首先我们要看前牙还是后牙，前牙我们既要关注功能恢复，又要关注美观性，所以，多选用美观效果最好的全瓷冠，它的色彩和通透性都是最好的，缺点是价格比较高。

金属具有延展性，强度高，但美观性差，一般用于美观需求低的后牙区，尤其咬合间隙比较小，有严重夜磨牙症的患者适合选用金属冠。烤瓷冠相对于金属冠强度低一些，存在一定的崩瓷风险，但是美观性要比金属冠好。

十、什么是骨结合？为什么要等待骨结合的时间

1952 年瑞典哥德堡大学的 Branemark 开始用钛合金制作的观测器植入兔骼骨内，研究骨髓愈合过程中的血液微循环。实验结束后，在取出观测器的过程中偶然发现钛和骨发生了非常坚固的结合。他由此得到灵感，于 20 世纪 60 年代初开始将钛应用于牙种植的实验研究。他将种植体植入犬的体内，在长达 10 年的种植体整合实验研究中，没有发现不利于骨和软组织

的反应。1965 年 Branemark 开始将钛种植体应用于牙列缺失的种植治疗，经过 10 余年的临床研究，于 1977 年进行了种植治疗的成功报道，正式提出了"骨结合"理论。种植牙在植入到牙槽骨内之后，需要经过 3～6 个月的愈合期，称骨结合期。骨结合是一个组织学概念，是指在光学显微镜下，活体骨组织与种植体表面的直接接触。骨结合后种植体与牙槽骨紧密结合，坚固固定于牙槽骨内，动度一般小于 70 微米。此时种植体上部安装牙冠后，就可以承受咀嚼压力，行使咀嚼功能了。

十一、什么情况可以做种植牙

一般而言，随着各种复杂的牙种植外科技术的发展，只要是牙列缺损或牙列缺失的患者，都可以通过牙种植重建咬合功能。但是种植牙成功的前提是必须有良好的口腔环境、良好的愈合能力及抗感染能力。种植牙适宜以下几种情况。

1. 邻牙不宜做基牙或不想磨两边好牙。

2. 后牙部分或全部缺失。

3. 全口缺失，牙槽骨萎缩严重，传统的全口义齿修复固位不良者。

4. 活动义齿固位差，牙龈不能承受力量或压迫者。

5. 对义齿的修复要求高，而常规义齿又不能满足时。

6. 肿瘤或外伤所致单侧或双侧颌骨缺损，需功能性修复者。

7. 耳、鼻、眼、眶内软组织及颅颌面骨缺损的颌面赝复体固位。

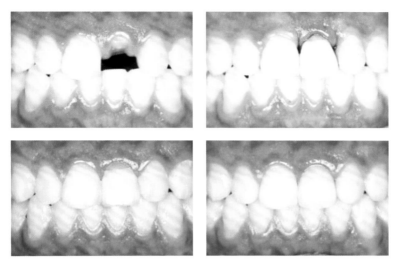

牙外伤即刻种植

通常牙槽窝的愈合时间和组织学状态相一致，由此产生了种植体植入时机的分类与表述。

1. 即刻种植（Ⅰ型种植） 拔牙同期植入种植体，拔牙位点没有任何骨和软组织愈合。

2. 软组织愈合的早期种植（Ⅱ型种植） 拔牙之后 4~8 周植入种植体，拔牙位点软组织愈合，但其内没有具备临床意义的骨愈合（牙槽窝无骨充填）。

3. 部分骨愈合的早期种植（Ⅲ型种植） 拔牙之后 12~16 周植入种植体，拔牙位点软组织愈合，并有部分骨愈合（牙槽窝根方部分骨充填）。

4. 延期种植（Ⅳ型种植） 拔牙之后 6 个月或更长时间植入种植体，拔牙位点完全愈合。

十二、种植牙需要什么样的身体条件

不能完全按照适应证和禁忌证这种传统的界定方式决策牙缺失患者是否适合种植治疗。主要依据三个方面：患者的健康状态能否承受种植治疗的外科手术；患者的全身和局部因素是否能够维持种植体骨结合的长期稳定；患者与种植治疗相关的社会、心理学因素是否相适宜。

>> 患者的全身状态

患者的健康状态及其患有的全身系统性疾病会影响口腔种植治疗，因此，种植治疗之前必须明确。

1. 全身健康状态应能承受相应的种植外科治疗。

2. 全身系统性疾病不会影响创口的愈合和骨结合。

3. 文献上只将静脉滴注双磷酸盐视为绝对禁忌证，将精神类疾病视为禁忌证。

4. 目前，并未对患有严重全身系统性疾病的患者实施种植治疗，因此，文献上缺乏相关报道。

>> 患者的口腔健康状态

必须在所有口腔疾病治愈或得到控制后，才能考虑实施种植治疗。

1. 任何疾病导致张口受限都将影响种植治疗操作。

2. 缺牙位点可能存在以下问题：修复空间、骨和软组织质量、口腔副功能、咬合关系、牙齿排列、颌位关系、余留牙疾病等。尽管针对这些问题有许多应对措施，但仍将这些因素视为影响种植治疗功能和美学效果的风险因素。

» 患者的社会、心理因素

选择种植治疗时不应忽视患者的社会、心理因素。

1. 患者具有抗风险能力，能够理解治疗中会因口腔具体状况调整治疗程序、种植治疗存在失败的风险。

2. 患者具有良好的依从性，遵从治疗计划、能够定期复诊、具备自我口腔卫生维护能力，并接受医师对吸烟等不良习惯的忠告。

3. 患者具有种植治疗的经济承受能力。

十三、糖尿病患者能种牙吗

糖尿病患者的血糖长期处于偏高状态，导致机体的免疫功能、愈合能力等都会受到较大的影响，在临床手术和相关的治疗中，糖尿病患者的康复速度较普通患者慢，且容易发生并发症和感染。针对此现象，糖尿病患者需要先良好地控制血糖，再行种植牙手术。

种植牙属于目前临床上较为先进的一种口腔治疗方法，对口腔组织的愈合能力具有一定要求。如果种植牙患者患有糖尿病，血糖长期处于偏高的状态，则会影响患者种植手术中的骨代谢过程、创伤修复，降低患者种植牙的成功率，阻碍其疾病的治疗。临床相关医学研究表明，有效控制糖尿病患者的血糖水平，能够在一定程度上降低高血糖对种植牙患者治疗效果的影响，预防感染，能够改善、控制患者的并发症情况，达到在整体上提高治疗成功率的目的。

糖尿病患者采取种植牙治疗前，应该将患者的血糖水平控制在正常范围内，以降低血糖过高对患者抗感染能力、伤口愈合能力的影响。通过良好地控制患者的血糖水平，能够提高手术成功率，减少并发症、术后感染的发生，同时能够在一定程度上提升患者在种植牙使用期间的牙周健康，减少牙颈部骨吸收，延长种植牙的使用寿命，改善患者的生活质量及远期疗效。

十四、牙周病患者能做种植牙吗

牙周病是口腔科最常见的疾病之一，成年人患病率高达 90%。患牙周病后，轻者牙龈发炎、出血，口臭；重者牙齿酸软疼痛，咀嚼无力，甚至松动移位，最终导致牙齿脱落。牙周病给人造成极大的痛苦，严重损害健康，影响生活质量。

牙周病曾经被列为种植牙的禁忌证，因为炎症的存在会影响人工牙根与牙槽骨的愈合，因此，在进行种植之前需要保证口内无急性病理状态及感染。这也使牙周病患者对种植牙产生了疑虑，实际上这是相对的。牙周病患者经过系统的治疗，使炎症得到控制的基础上，是可以接受种植牙手术的。

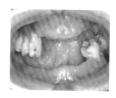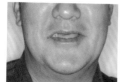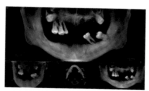

牙周炎患者全口种植术前

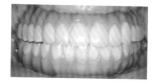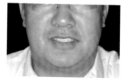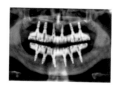

牙周炎患者全口种植术后

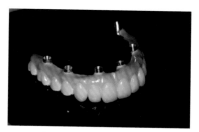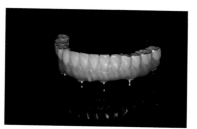

全口吸附性义齿上半颌　　　　　全口吸附性义齿下半颌

十五、牙外伤后多久能做种植牙

随着外伤事故发生率逐年上升，相应的牙外伤患者群体也越来越庞大。一般来说，牙外伤涵盖牙体硬组织、牙周组织及牙髓组织受损三大方面，患者可发生牙齿移位、牙齿折断或牙齿脱出。而牙齿缺失会导致周边牙齿向缺牙部分倾斜，轻则造成牙列不齐、食物嵌塞、牙齿磨损，重则影响患者面部肌肉功能。为此，临床上需对此类患者采取种植牙治疗。

牙外伤后即刻实施种植牙修复，可在不显著增加治疗痛苦及并发症、保障种植牙稳固的前提下，极大地缩短治疗周期。

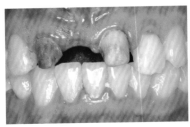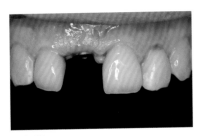

种植义齿修复前

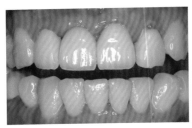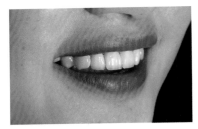

种植义齿修复后

十六、种植牙术前需要做哪些准备、哪些检查

如果患有高血压、糖尿病、心绞痛、出血性疾病、肝肾疾病、精神疾病、过敏性疾病等，或处于妊娠期、哺乳期，则应如实告知主治医师。如有口腔卫生不良的情况，术前需要牙周洁治处理。建议术前三天戒烟、戒酒，手术前夜保证良好的睡眠。手术当日尽量有陪护人员与患者同来。女士手术当日最好不化妆，男士手术当日刮完脸再来。

术前需要检查出、凝血时间，传染四项（筛查乙型肝炎、丙型肝炎、艾滋病及梅毒），血常规、血糖。

十七、如何选择种植体

价格高的种植体一般都是国外一线品牌，欧洲的品牌占主导地位，例如瑞典的诺贝尔（Nobel），瑞士的士卓曼（Straumann）。一线品牌的种植体也有不同的系列，各自有不同的特点，价格也有较大差异，需要医师根据患者牙槽骨状况进行选择。韩国和国内的品牌价格相对较低，也同样有良好的长期效果。

十八、种植牙治疗的步骤

种植义齿就是在缺牙的位置植入一颗种植体，这颗种植体植入牙槽骨之后需要 3～6 个月的愈合时间，现在有的种植体 1～2 个月就可以与周边的骨组织进行紧密的结合。

进行稳定的骨结合之后，取模型，送往义齿加工厂灌制模型；选择一个合适的基台，在基台上制作牙冠。把种植体和牙冠连接在一起，形成以种植体支持的修复体，最大程度地模拟自然牙的结构，能够把咬合力量垂直地传递到牙槽骨上，避免了牙槽骨进一步萎缩。

十九、种植牙的手术方案分类

每个人牙槽骨条件不同，有时在牙槽骨量不足的情况下需要骨增量手术，例如上颌窦提升术、引导骨再生术、骨劈开手术、块状骨移植手术；有时植骨量大，无法给种植体提供初期稳定性，需要先植骨，成骨后再进行种植体植入手术；有时植骨的同时就植入种植体。所以，种植牙的手术方案有三种：直接植入种植体，无须植骨；骨增量手术，同期植入种植体；先进行骨增量手术，待成骨后再行种植体植入手术。

二十、种植牙采取什么样的麻醉方式

1. 种植牙手术最常用的麻醉方式是种植位点局部浸润麻醉，使用的麻醉药为4%阿替卡因（1∶100 000肾上腺素）。这种麻醉方式为在种牙区域的颊舌侧多点注射一定量的麻醉药，黏膜发白即可开始手术，注射深度浅，患者痛苦小，麻醉药不易误入血管。

2. 微创种植治疗不仅提倡种植手术中发生最小的机械疼痛，同时提倡对患者的恐惧心理做充分的安抚和镇静。笑气-氧气混合吸入是一种安全、有效且易被患者接受的镇静技术。临床资料显示，该技术应用于口腔种植手术操作中能够有效降低患者恐惧、焦虑心理，增加患者对疼痛的耐受，配合局部注射麻醉可有效实现无痛种植，提高了患者对种植手术的认可。

3. 为提高特定患者的舒适度和对手术的依从性，种植手术的同时静脉给药，是另一种有效辅助镇静手段。特别是在长时间、高难度的种植手术中，静脉镇静药可稳定患者的血液流量、阻力、压力，避免心血管意外。在种植手术中，静脉混合给予咪达唑仑和异丙酚，起到镇静、镇痛作用的同时，有效防止了治疗中血压的过度升高。国内学者常用咪达唑仑，在种植手术中获得了出色的镇静效果。

4. 口腔无痛局部麻醉注射仪是一种由电脑智能控制局部

麻醉药注入量和流速的麻醉设备。其原理为通过智能调速使麻醉药进入软组织的速度和麻醉药吸收的速度相近，避免局部压力过大，从而避免患者的不适和疼痛。目前大多数临床研究结果认为，接受无痛局部麻醉注射仪麻醉患者术后疼痛明显轻于接受传统注射麻醉患者。但因无痛局部麻醉注射仪注射麻醉药速度较慢，更长的麻醉时间往往引发患者更多的不适感，需在术前良好沟通的前提下使用。部分患者认为，一个好的牙医应能提供最舒适的局部麻醉。

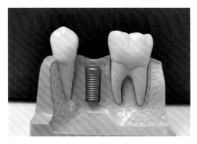
植入种植体

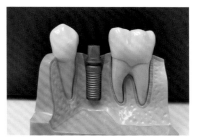
安装修复基台

二十一、标准种植牙手术过程

1. 局部麻醉下沿牙槽嵴顶做切口，剥离翻起粘骨膜瓣，充分暴露骨面，充分显露操作视野。

2. 制备种植窝。按预先口腔锥形束CT上的设计，根据牙槽骨的骨量选择适宜长度的种植体及相应的系列钻头，使用种植机逐级备洞。首先，使用定位钻确定种植体植入的位置和深度；其次，使用扩孔钻逐步扩孔；最后，使用皮质骨成型钻颈部成型。

3. 植入种植体。将种植体缓缓植入已备好的种植窝内，并小心地用加力工具旋紧，使种植体顶缘与骨面相平。

4. 安装愈合基台或者覆盖螺丝。

5. 缝合。使用间断缝合方式关闭创口，在无张力的情况下，严密关闭创口。

二十二、不翻瓣种植

所谓的"微创"种植指种植手术时不切开牙龈，使用环钻在牙龈上钻一个环形的孔，将这片环形的牙龈去掉，露出骨面，在牙槽骨上钻孔备洞。不翻瓣种植是一项"盲"操作技术，需要相当程度的临床经验和技能，以避免不良并发症的风险。牙槽嵴顶的骨面并不都是平坦的，有时存在高低不平的情况，需要修整骨面，如果不翻瓣就无法在直视下修整。在骨量充足的情况下（牙槽嵴厚度 ≥ 7 毫米，高度 ≥ 12 毫米），可以考虑不翻瓣种植，但仍有出现种植体植入不到位或植入过深的情况，或者种植体侧穿的风险，导致种植体周围炎。

二十三、一期手术和二期手术的不同概念

种植牙有两种愈合方式，一种是种植体植入后，在种植体上直接安装愈合基台，愈合基台暴露于口腔内愈合；另一种是种植体植入后将软组织严密缝合起来，种植体在愈合期完全埋置于软组织内，与口腔环境隔离，种植体愈合后再安装愈合基台。第二种愈合方式需要第二次手术来完成种植体的植入和安装愈合基台，种植体植入的手术称作一期手术，安装愈合基台

的手术称作二期手术。

二十四、种植牙在使用过程中的感受

口感：我们吃东西时牙齿能感觉到咀嚼压力，是因为牙周膜的存在。当使用活动假牙时，假牙搭在牙龈上面，咀嚼的力度降低很多，并且有异物感。种植牙虽然没有牙周膜，比不上自然牙，但能感觉到咀嚼时的压力，几乎没有异物感。

美观：人工种植牙跟自然牙一样，能维持自然面貌，颜色、形态几乎接近自然牙，很多时候可以做到以假乱真。

发音：假牙随时可以摘戴，吃东西或说话时发出异响，偶尔也会脱落，使用者经常感到没有安全感，常感到心理上有压力，但种植牙不用担心这种问题。

二十五、种植牙能使用多久

种植牙的寿命是种植患者或准备种植患者最为关注的话题，一般来说，我们可以把它分成两个部分来阐述。

第一，请选择正规的医院进行种植修复，因为成熟品牌的种植系统、种植医师丰富的种植牙经验等都有助于延长种植牙的寿命。因此，人们在进行种植牙时，一定要选择正规的口腔医院，以保证最佳的效果和种植牙的寿命。

第二，患者的自我维护。种植牙的日常维护是决定种植牙寿命的决定性因素。种植牙的维护主要是由患者本人进行的，需要日常口腔卫生保健与定期的牙医专业口腔保健相结合。如生活中选用软毛牙刷，尽量避免吃过硬的干果和骨头，注意种植牙与邻牙之间的卫生，以防邻牙发生龋坏，注意保护人工牙根，定期到医院复诊等。

所以说，正规的、专业的口腔医院，有着丰富植牙经验的医师，选择恰当的种植系统，患者的自我维护及定期复诊，是使种植牙能够长期使用的关键因素。

二十六、种植牙"种"好后多长时间才能"长"好

种牙后根据愈合方式可分为潜入式愈合和非潜入式愈合，前者需要愈合 3 ~ 6 个月后做二期手术，后者则不需要。一般情况下，如未进行骨增量手术者，3 个月即可佩戴最终修复体；如进行骨增量等手术，则需 6 个月后方可修复。

二十七、种植牙可能出现哪些问题

种植体机械并发症包括基台螺丝松动与折断、修复体螺丝松动与折断、种植体断裂及种植覆盖义齿相关机械并发症；种植治疗修复并发症包括烤瓷崩裂、树脂崩裂；种植治疗生物并发症包括种植体周围黏膜炎、种植体周围炎、种植体根尖周损伤。

二十八、种植牙术后如何护理

对于种植牙患者来说，术后合理使用抗生素与精湛的外科技术同样重要，有助于减少术后创口感染的发生，从而避免感染带来的不良后果。术前 2 ~ 12 小时内口服阿莫西林 2 克，青霉素过敏者也可术前应用克林霉素 600 毫克。镇痛药的应

用：建议术前 1 小时服用 100～600 毫克布洛芬。漱口液的应用：种植术后常用的漱口液为氯己定溶液，它为广谱消毒剂，刺激性小，使用广泛，建议术后应用 0.12% 氯己定液含漱，每日 2 次，直至拆线。

二十九、种植牙怎样维护

　　种植修复后的口腔维护：使用软毛牙刷，可以是手动牙刷，也可以是电动牙刷，使用手动牙刷时建议采用改良 Bass 刷牙法，尽量避免对种植体和牙龈的损伤。使用低研磨颗粒的牙膏，保证不会划伤种植体表面或种植体周围的牙龈组织。牙线，是清除牙齿邻面菌斑的一种方法，尤其适用于牙间乳头无明显退缩的牙间隙，一般在刷牙后进行，种植体的近中和远中区域需要每天使用牙线。牙间隙刷也是清除种植修复体邻面和种植覆盖义齿表面菌斑的一种方法，使用时要注意使刷头顺着牙缝的方向分别从颊侧或舌侧进入，做来回运动即可，根据邻间隙的大小，选用不同直径的牙缝刷头。近年来，冲牙器的使用逐渐普遍，相比传统牙线，冲牙器的使用甚至能减少 50% 牙龈炎，并减少 93% 牙龈出血。对于种植牙患者，冲牙器的使用能减少 81% 种植体周围牙龈出血，而传统牙线可减少 33% 出血。

　　覆盖义齿的口腔自我维护：首先教会患者摘戴覆盖义齿。覆盖义齿摘下来之后应放入义齿清洁剂中，按照清洁剂的要求浸泡一定时间，并用软毛牙刷轻轻刷洗，需要注意不能损伤杆卡结构。随后用清水冲洗浸泡过的义齿，并使用牙刷和牙线，按照清洁单颗种植体的方法，清洁位于口内的附着基台。推荐采用牙间隙刷清洁单颗种植体或杆卡。簇状刷可以清洁杆卡或球帽附着体，对于杆卡附着体也可应用粗牙线进行清洁。

三十、吸烟对种植牙有什么危害

种植牙效果虽好，但是术后牙齿维护也很重要，其中就包括戒烟。其实在做种植牙之前，医师也会要求患者戒烟。吸烟会影响口腔卫生，形成烟渍牙，香烟中的尼古丁等有毒物质会对牙周组织产生负面影响。

香烟对上皮组织的生长或伤口愈合都有妨碍，而牙齿种植是个特殊的过程，种植体植入时打开的缝隙需要愈合。口腔专家认为，正常人的伤口愈合能力是随年龄增长而降低的。研究显示，50岁吸烟者的伤口愈合能力仅相当于68岁不吸烟者。吸烟会造成种植体周围炎症的产生，影响牙槽骨吸收，造成种植牙失败。

如果一天吸烟10支以上，其种植牙失败率将比非吸烟者高出2倍。即使初期种植体侥幸成活，做完种植牙后吸烟，也可能导致种植牙牙根松动，使种植牙固位不佳，容易脱落。特别是种植牙术后2周内不可吸烟、饮酒，防止烟、酒刺激伤口，发生感染。做完种植牙后除了不能吸烟，还应注意以下几点。

1. 不要吃辛辣、过烫、过凉、过硬的食物，避免刺激伤口。

2. 术后1周内刷牙不能刷手术区域。

3. 术后尽量不要服用阿司匹林，以免加重伤口出血，特殊情况除外。

三十一、种植修复体的佩戴时机

种植修复体主要分为临时修复体和最终修复体。

临时修复体，主要用于前牙区的牙列缺损，分为两种：一种是种植体支持式的临时修复体，可以改善并评估患者在最终修复之前的美观、咀嚼和发音，但临时修复体的主要目的是通过临时修复体形成和改善种植体周围软组织，获得良好的远期疗效；另一种是可根据情况制作过渡义齿，包含可摘局部义齿、树脂粘接桥、马里兰桥、真空压膜保持器、正畸矫治器及隐形义齿等。其中，隐形义齿在种植体植入后不可佩戴。

最终修复体，一期手术后 3~6 个月，种植体已经和牙槽骨发生骨结合，这时种植体可以受力了。使用硅橡胶材料制取模型，将模型送到加工厂制作最终义齿。待义齿送回到口腔门诊就可以给患者试戴了，医生将义齿调磨好咬合面和邻接面，再将义齿粘接到基台上，最后将种植体中央螺丝旋紧加力、封闭螺丝孔，一颗种植牙的治疗流程就结束了，这颗种植牙安装完毕可以正常使用了。

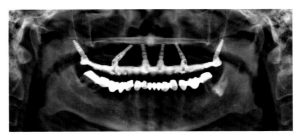

种植体植入后的曲面断层片

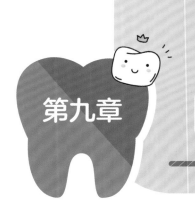

第九章 口腔修复

一、口腔修复是什么？哪些疾病可以到口腔修复科就诊

口腔修复包括美学修复、功能修复及治疗性修复。美学修复涉及牙冠颜色异常（如四环素牙、氟斑牙等）、畸形牙（如锥形牙、釉质发育不良等）、前牙牙间隙过大、牙冠形态异常、牙齿排列轻度错位等；功能修复涉及牙体缺损、牙列缺损、牙列缺失、颌面部缺损等；治疗性修复涉及牙周病和颞下颌关节紊乱综合征等。

二、口腔修复的主要方式有哪些

口腔修复的主要方式包括固定修复（固定局部义齿、粘接固定修复）、活动修复（可摘局部义齿）、固定-活动联合修复、覆盖义齿、全口义齿、种植义齿、赝复体等。

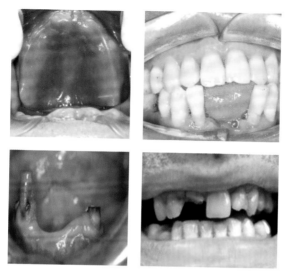

各类牙齿缺失

三、老话不是说"老掉牙"吗，为什么我的牙齿掉了还需要镶牙

世界卫生组织对牙齿健康的标准是：8020，即 80 岁的老人至少应有 20 颗功能牙（能够正常咀嚼食物、不松动的牙）。建立这一标准的目的：通过延长牙齿的寿命来保证人的长寿和提高生命质量。"老掉牙"的说法并不科学，牙齿缺失有很多危害，列举如下。

1. 余牙受损　牙齿缺失后，咀嚼的任务就落到了其他牙齿身上，同时由于缺牙空隙的存在，邻近的牙齿也失去了约束和依靠，这都会大大增加余牙的负担。若长时间不修复，可能会造成相邻牙齿的倾斜，以及与其咬合的牙齿伸长等，继而引发龋病、牙周病，进一步加重对剩余牙齿的损害。

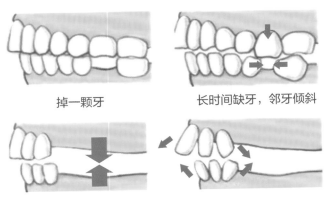

掉一颗牙　　　　　　　　长时间缺牙，邻牙倾斜

长时间缺牙，牙齿慢慢脱落　　剩余牙齿不堪重力，慢慢脱落

当余留牙齿数量较少时，由于它们承担了过大的咬合力量，将会造成牙槽骨快速吸收，出现牙齿松动甚至脱落。缺牙时间越长、数目越多，对余留牙齿的影响将会越大。

2. 说话漏风　牙齿缺失，特别是前牙缺失，会造成发音不清，俗称"说话漏风"。发音不清会对患者的交际活动产生较大影响，甚至会影响患者的心理健康。

3. 胃肠受累　牙齿缺失以后，首先是咀嚼功能变差，其影响程度与缺牙的部位及数量有关。前牙缺失会影响咬断食物，后牙缺失会影响磨碎食物。咀嚼功能降低以后，未经充分研磨、捣碎的食物直接进入胃肠道，这将大大增加消化系统的负担，还会影响营养成分的吸收。长期如此，甚至可能引发消化系统疾病。另外，如果全部牙缺失，嘴唇就难以做到有力闭合，吞咽食物也会变得费力。

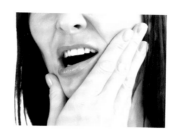

4. 关节损伤　牙齿缺失以后，因缺牙侧的咀嚼功能降低，患者可能会形成只用另一侧偏咀嚼的习惯。除此之外，缺牙数目较多或缺牙时间较长以后，会因为余留牙的倾斜、伸长等形成咬合干扰，造成咬合紊乱。这些都会影响颞下颌关节稳定，造成关节损害等。

5. 面容苍老　牙齿对维持面部外观起着非常重要的作用，尤其是前牙对面部美观的影响非常大。前牙缺失会让人看起来更显衰老。另外，当多数或全部牙齿缺失以后，面颊部失去支持而向内凹陷，嘴唇也不再丰满，面部皱褶增多，鼻唇沟加深，口角下陷，面容会呈现明显衰老。

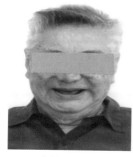

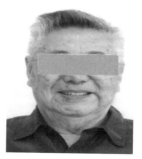

牙齿修复之前像　　　　牙齿修复之后像

四、为什么牙齿缺失应及时修复

生活中人们对镶牙的认识往往存在以下三个误区。

误区一： 镶牙不用着急，过几年再镶也不迟

当有牙齿缺失时，缺失牙相邻的牙齿就会失去制约，逐渐向缺牙的间隙发生倾斜或者移位；缺失牙的对𬌗牙也会因为失去咬合力的刺激而向缺牙的部位逐渐过长，最终使缺牙间隙逐渐变小。

邻牙的倾斜和对𬌗牙的过长，都会使镶牙的难度增加。某些情况下需要将过长的对𬌗牙杀神经后磨短才能镶牙，有时镶牙的条件甚至会完全丧失。缺牙的时间越长，出现上述情况的可能性就会越大。某些情况下，缺失的牙齿长期不修复，还可能会造成所有牙齿都发生移位，产生咬合紊乱或颞下颌关节疾病。

牙齿缺失后3个月是牙列修复的最佳时间。因为牙齿缺失后，牙槽骨有一个逐渐吸收的过程。3个月时，牙槽骨的吸收已趋于稳定；3个月之内，必要时可镶临时过渡性的假牙。

误区二： 不缺牙的一侧能吃饭，就不镶牙

长期只使用一侧牙齿咀嚼，会造成这一侧的肌肉发达，而缺牙一侧的肌肉和颌骨因长期不使用和缺少刺激，则会发生萎缩。这样就会造成面部不对称，严重影响美观。此外，长期使用一侧牙齿咀嚼也可能会造成咬合紊乱或颞下颌关节疾病，单侧牙齿长期负担过重也易引起牙周病等。

误区三：等全部牙掉光，再镶全口假牙

当口内还有牙齿存在时，所镶的假牙叫作局部义齿；当牙齿全部缺失时，所镶的假牙叫作全口义齿。戴用全口义齿容易出现固位力不足的缺点，也就是假牙不能稳定地位于牙床上，特别是下颌的假牙。如果口内还存在一些真牙，则可以利用其来加强假牙的固位力。此外，如果患者以前从未佩戴过假牙，直接佩戴全口假牙可能不容易适应。而从佩戴局部义齿开始，逐渐过渡到全口义齿，则相对较容易适应。

五、在牙齿修复前应该做哪些准备？还需要到其他口腔科室检查治疗吗

修复前的准备工作是非常重要的，当需要修复治疗时，一定要重视医师告知的修复前准备工作。修复前的口腔准备是指经过全面检查、诊断之后，按照拟定的口腔修复设计，对口腔组织的病理情况或影响修复效果的情况，进行适当的处理，以保证预期的效果。

1. 去除不良修复体　　当口腔内原有修复体已丧失功能，并刺激周围组织而又无法进行修改，以及一些设计和制作不当的不良修复体，均应去除。

2. 拔除无法保留的牙齿　　保留自然牙和经过根管治疗的牙根，有利于义齿的支持、固位和稳定，并可以防止牙槽骨的吸收。另外，牙周膜具有本体感受器，当承受压力时可将信号传入中枢神经。同时，牙周膜感受器具有很强的生理辨别能力，具有辨别方向、区别食物体积大小等能力。故从口腔修复

治疗效果考虑，应尽量保留自然牙及牙根。应根据孤立牙的牙体、牙周健康情况，以及牙冠的形态、位置、部位，慎重地予以考虑是否拔除。

3. 牙周治疗　健康的牙周组织可确保印模的准确性，对修复体的远期成功也至关重要。因此，在修复治疗前应进行全口洁治，清除牙结石和菌斑，并保持良好的口腔卫生，学习正确的牙齿保健方法，以确保自然牙齿的功能和稳定。对于因外伤或龋齿等导致患牙边缘位于龈下很深，要求暴露边缘或者重新建立生物学宽度者，则需要进行牙冠延长术；对于露龈笑、牙龈线不协调等要求进行美观修复时，需要进行牙龈手术。

4. 牙体牙髓科治疗　对于余留牙中的龋齿和疼痛的牙齿应根据牙髓情况分别进行充填治疗、根管治疗等。

5. 口腔黏膜疾患的治疗　如果口腔黏膜组织有溃疡、白色病变、炎症等黏膜病症，必须先做治疗，以免修复操作和修复体本身对黏膜产生刺激而使疾患加重。对于有义齿性口炎的患者，除了彻底停戴旧义齿外，还需积极采取措施消除炎症。

六、医生说我是牙体缺损，牙体缺损是什么？牙体缺损的修复方式有哪些

牙体缺损是指各种牙体硬组织的质地和生理解剖外形发生不同程度的损害或异常，表现为正常牙体形态、咬合及邻接关系的破坏，常常对咀嚼、发育、面容、牙髓、牙周组织，甚至对全身健康等产生不良影响。

一般情况下，牙体缺损多采用充填治疗方法，但是如果牙体缺损范围大，缺损程度严重，残留牙体组织或充填后抗力形、固位形差，单纯用充填治疗不能获得满意效果时，就应采用修复治疗的方法。牙体缺损的修复方式有嵌体修复、全冠修复、贴面修复、桩核冠修复等。

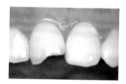 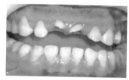 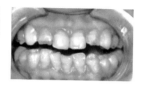

各类牙体缺损

》 嵌体修复是什么？什么情况可以选择嵌体修复

嵌体是一种嵌入牙体内部，用以恢复牙体缺损后牙齿形态和功能的修复体。以下情况可以选择嵌体修复。

1. 严重的牙体缺损已波及牙尖、切角、边缘嵴及𬌗面，需要咬合重建而不能使用一般材料充填修复者。

2. 因牙体缺损邻接不良或食物嵌塞严重，需恢复邻面接触点。

3. 固定桥的基牙已有龋洞，或准备放置栓体、栓槽附着体者，均可选择嵌体进行修复。

》 嵌体有哪些分类

1. 根据制作嵌体材料的不同　可以分为金属嵌体、瓷嵌体和树脂嵌体等。

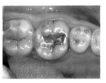
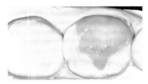
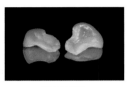

金属嵌体 　　　　　　　瓷嵌体 　　　　　　　树脂嵌体

2. 根据嵌体覆盖牙面数目和位置　可以分为单面嵌体、双面嵌体和多面嵌体。

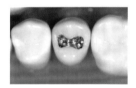
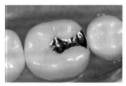
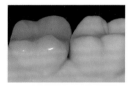

单面嵌体 　　　　　　　双面嵌体 　　　　　　　多面嵌体

》 牙齿有龋洞时用树脂充填不就可以吗，为什么推荐用嵌体进行修复

嵌体修复相比树脂充填有以下优点。

树脂充填体	嵌体
充填体是直接在口内充填而成的	嵌体是用不同材料在口外的模型上制作完成的
充填体靠倒凹固位，充填体的形态在口内修整形成	嵌体靠粘固和摩擦力固位，嵌体的咬合面形态在模型形成，𬌗面任何形态均可做出，并与对𬌗协调

续表

树脂充填体	嵌体
充填体邻、轴面不易正确恢复外形突度,不能高度抛光,易附着菌斑	嵌体可恢复正确的邻接触关系和轴面凸度,可高度抛光,不易附着菌斑,容易清洁

》全冠修复是什么？全冠修复有哪些种类

全冠是覆盖全部牙冠表面的修复体，有以下几种。

1. 金属全冠。

2. 非金属全冠：树脂全冠、全瓷冠。

3. 混合全冠：烤瓷熔附金属全冠、树脂 - 金属混合全冠。

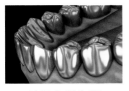 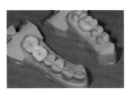 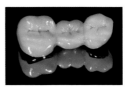

| 铸造金属全冠 | 全瓷冠 | 金属烤瓷冠 |

铸造金属全冠:由铸造工艺完成的覆盖整个牙冠表面的金属修复体,因其显露金属而影响美观,主要用于后牙区

金属烤瓷冠:瓷粉经过高温烧结熔附于金属内冠表面而形成的全冠修复体,兼有金属全冠的强度和全瓷冠的美观

全瓷冠:全部由瓷材料制作而成,美观性最好,可以模拟自然牙的美观。完全不含金属,对核磁共振无影响。随着新型全瓷材料的发展,以致密氧化铝、氧化锆为代表的全瓷冠强度已接近甚至超过金属烤瓷冠,逐步成为临床常用的修复体

烤瓷冠与全瓷冠比较

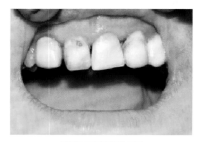

烤瓷冠颈缘灰线

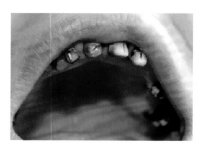

烤瓷冠拆除后牙体染色

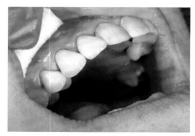

全瓷冠更接近自然牙

不同材料全冠性能比较

修复类型	铸造金属全冠		烤瓷冠		全瓷冠
金属类型	普通金属	贵金属	普通金属	贵金属	
图示					
坚固	★★★	★★★	★★★	★★★	★★★
基牙制备量	★★	★★	★★★	★★★	★★
密合度	★★	★★★	★★	★★★	★★★
生物相容性	★	★★★	★	★★★	★★★
美观	★	★	★★	★★★	★★★

» 贴面修复是什么？什么情况可以选择贴面修复

全瓷贴面是应用树脂黏结剂将薄层全瓷贴面修复体固定于患牙唇面，以遮盖前牙唇面的变色、缺损。全瓷贴面颜色稳定、美观，不易着色，耐磨损，不易脱落，而且较全冠的磨牙量明显减少。

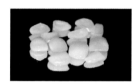

瓷贴面

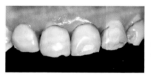

上、下前牙修复前

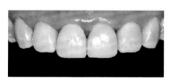

瓷贴面修复后

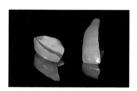

微贴面

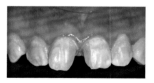

微贴面修复前

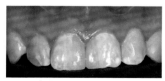

微贴面修复后

以下情况可选择贴面修复。

1. 形态异常牙、牙釉质发育不良、过小牙等。

2. 中、重度四环素牙、氟斑牙等。

3. 龋坏导致切端缺损或牙体表面潜在性大范围龋蚀。

4. 牙缝稀疏或牙齿轻度歪扭，不想做矫正，但咬合正常的牙齿。

5. 牙齿有裂纹、少量残缺等。

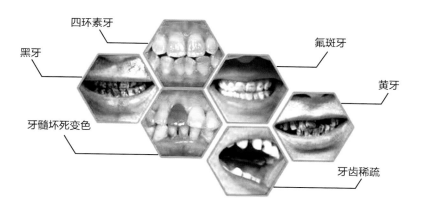

》桩核冠修复是什么？如何进行桩核冠修复

桩核冠是利用插入根管内的桩来固位，在残根或残冠上先形成金属桩核或纤维桩树脂核，然后再制作全冠修复体的总称。桩核冠是修复大面积牙体缺损的一种常用的修复方法。大面积牙体缺损是指患牙冠部硬组织大部分缺失，甚至累及牙根，由于剩余的牙体组织量少，无法单独使用全冠获得良好固位。桩核冠修复前患牙应做完善的根管治疗，观察至少1周。根据材料不同，桩可分为金属桩、纤维增强树脂桩、瓷桩等。

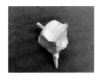 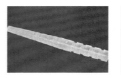 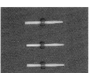

金属桩　　　　玻璃纤维桩　　　石英纤维桩　　　　瓷桩

桩核冠修复过程：根管治疗→桩道预备→粘桩做核→全冠修复

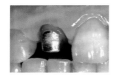 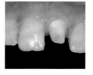 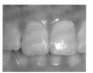

金属桩　　　　　纤维桩　　　　　瓷桩　　　　　　全冠

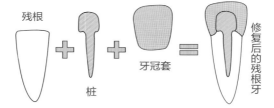

残根　＋　桩　＋　牙冠套　＝　修复后的残根牙

» 根管治疗后的患牙为什么必须进行修复治疗

根管治疗后的牙齿，由于失去了牙髓的营养支持，牙体组织变得比较脆，容易劈裂，而且牙齿缺损后牙齿受力程度改变，所以根管治疗后的牙齿，需根据具体情况选择嵌体、冠或桩核冠修复。

七、牙列缺损是什么？牙列缺损的修复方式有哪些

牙列缺损是指在上、下颌牙列内的不同部位有不同数目的自然牙缺失，牙列内同时有不同数目的自然牙存在，就是我们

所说的缺牙，牙齿缺少。

牙列缺损的常规修复方法主要有可摘局部义齿和固定义齿。常规可摘局部义齿由人工牙、树脂基托、铸造金属卡环、铸造金属𬌗支托及大、小连接体组成。固定义齿由固位体、桥体和连接体组成。两者都是应用广泛的修复设计形式。

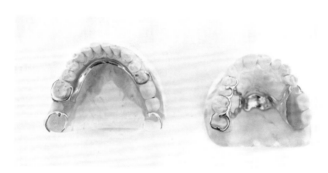

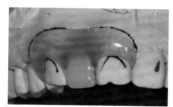
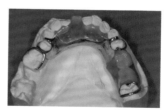

可摘局部义齿修复

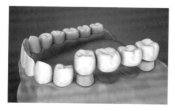
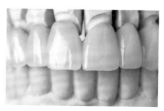

固定桥修复

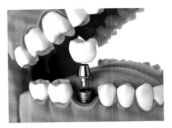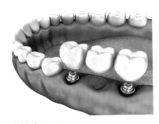

种植义齿修复

可摘局部义齿是修复牙列缺损的方法之一，利用余留的自然牙和义齿基托覆盖的黏膜、骨组织作支持，靠义齿的固位体和基托固位，患者可以自行摘戴的一种修复体	固定桥是修复牙列中一个或几个缺失牙，靠黏结剂或固位装置与缺牙间隙两侧或一侧预备好的基牙或种植体连接在一起，从而恢复缺失牙的解剖形态与生理功能。患者不能自由摘戴	种植义齿是将替代自然牙根的种植体植入颌骨获取类似牙固位支持的修复体。其结构主要分为三部分：种植体、基台及上部结构，共同承担固位支持、力传导和恢复咀嚼功能

八、牙列缺损后可摘局部义齿是如何修复的

» 什么情况可以选择可摘局部义齿修复

1. 凡不符合固定桥修复各项原则的各类局部牙列缺损的患者，如缺牙数多、基牙倒凹大、基牙略松动、青少年牙齿及牙槽骨正在发育且髓腔大易穿髓、老年牙周萎缩者。

2. 患者自诉要求做局部托牙修复而口腔情况又符合适应证者。

3. 前牙缺失并兼有牙槽骨缺损的情况。

4. 后牙末端游离缺失。

» 什么情况不建议选择可摘局部义齿进行牙列缺损的修复

1. 口腔情况不符合适应证者，如残根、基牙松动Ⅱ度以上，基牙牙冠短小、不利于卡环固位，前牙缺失伴深覆，缺牙间隙近中与远中 <5 毫米，间隙距离过短。

2. 精神病、癫痫及上肢残废的患者。

3. 对发音要求较高的患者，义齿的基托会影响发音。

4. 对塑胶基托发生过敏者。

5. 第三磨牙单独缺失一般不予修复。

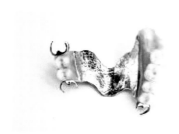
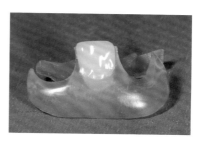
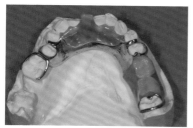
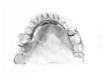

可摘局部义齿种类

》医师交代进行可摘局部义齿修复需要到诊室至少3次，每次都是做什么工作

为了义齿制作更精确、舒适，可摘局部义齿修复需要取模、试戴、调𬌗等较多步骤，具体过程如下。

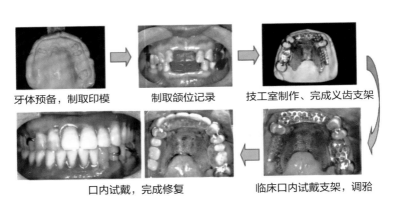

牙体预备，制取印模　　　制取颌位记录　　　技工室制作、完成义齿支架

口内试戴，完成修复　　　临床口内试戴支架，调𬌗

可摘局部义齿制作流程

》可摘局部义齿有哪些分类

1. 按义齿的制作方法及材料分类

1. 塑料胶连式。

2. 金属铸造支架式（钴铬支架和纯钛支架）。

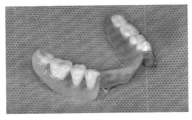

塑料胶连式

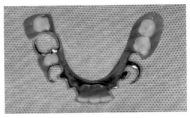

金属铸造支架式

2. 按义齿的支持组织分类

1. 牙支持式：以基牙作为固位力的修复方式。

2. 牙与黏膜混合支持式：以基牙和黏膜共同作为固位力的修复方式。

3. 黏膜支持式：以黏膜作为固位力的修复方式。

九、牙列缺损后的固定修复是什么

固定修复包括固定桥修复和种植修复。

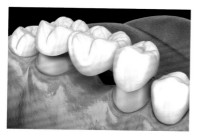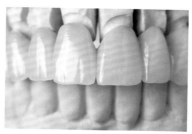

固定桥修复

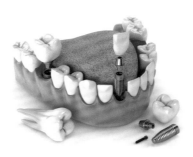

种植修复

≫ 固定桥由哪些部分组成

固定桥由固位体、桥体、连接体三部分组成。

固位体：是指为使固定桥获得固位而粘固在基牙牙冠或牙根上的物体，如嵌体、全冠等，它连接基牙与桥体。

桥体：即修复缺隙的人工牙，桥体的一端或两端与固位体连接。

连接体：指固位体与桥体之间的连接部分，分为固定连接体和可动连接体。

固定桥组成：

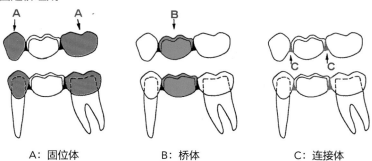

A：固位体　　　　B：桥体　　　　C：连接体

≫ 固定桥有哪些分类

固定桥分类
- 简单固定桥：双端固定桥、半固定桥、单端固定桥
- 复合固定桥：以上任意两种或三种的组合
- 种植体固定桥：用种植体作支持
- 可摘固定桥：用套筒冠作固位体
- 黏结桥：基牙非常规预备，依靠树脂黏结剂固位

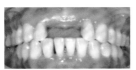
固定义齿修复前

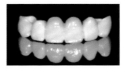
固定义齿

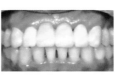
固定义齿修复后

»种植义齿

这类修复是在口腔缺牙区的牙槽骨内植入种植体（人工牙根），待种植体稳定后，再在其上端制作修复体，完成种植义齿的修复。它能显著提高患者的咀嚼功能，且感觉舒适，类似真牙，许多常规义齿难以解决的疑难修复临床病例通过种植义齿能得到满意疗效。

十、牙列缺损的情况下，如何进行可摘局部义齿与固定桥修复的选择？二者有何区别

固定义齿与可摘局部义齿的区别

修复方式	固定义齿	可摘局部义齿
舒适度	异物感小	异物感明显
发音	一般不影响	初期有影响
咀嚼效能	高	稍差
牙体预备	量多	量少
制作工艺	复杂	塑料基托式简单 铸造支架式复杂
摘戴方式	不能自行摘戴	能自行摘戴
清洁方式	口内刷洗	口外刷洗

续表

修复方式	固定义齿	可摘局部义齿
修理方式	拆除重做	可以修补、添加
使用寿命	较长	相对短,塑料易老化
支持方式	牙	牙和/或黏膜/牙槽骨
固位形	冠+黏固	卡环+基托
基牙条件	要求高,基牙必须健康,位置和形态正常	可根据基牙条件采用不同支持形式和义齿设计
牙槽骨条件	要求低	不干扰义齿就位,不影响义齿稳定
全身条件	稍高,能耐受牙体预备	无精神疾患且生活能自理

十一、牙列缺损的三种修复方式有何不同

修复方式	种植牙	固定桥	可摘义齿
操作方法	牙槽骨内放入独立的人工牙齿	磨除两边邻牙,做三个冠相连的桥体来恢复缺牙间隙	口内取模制取牙列形态的假牙
牙齿损伤	无邻牙损伤	磨除健康邻牙,损伤邻牙	牙槽骨逐渐萎缩
咬合力	维持健康的牙槽骨,与自然牙相似的咬合力	没有牙根,引起周围牙槽骨萎缩,咬合力降低	不容易嚼碎较硬、较黏的食物
治疗时间	3~6个月	短	短
使用寿命	半永久性	每5~10年更换	每3~4年更换
治疗费用	初期投入大,但性价比高	初期投入小	便宜,但需经常更换

十二、牙列缺失是什么？如何进行修复

牙列缺失是指上颌、下颌或上、下颌自然牙的全部缺失。其病因除龋病及牙周病之外，还可由老年人的生理退行性改变所致，有时也可由全身疾患、外伤或不良修复体等引起。牙列缺失患者形态与功能上的改变和紊乱均比牙列缺损患者严重，妨碍患者社交，身心健康常严重受损。

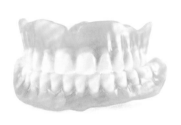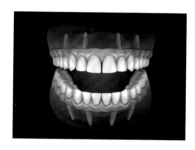

目前牙列缺失的修复方式包括常规全口义齿修复及种植全口义齿修复。

》全口义齿修复原理

全口义齿靠基托适宜的伸展、良好的边缘封闭获得固位力，靠控制𬌗面形态及人工牙的位置和磨光面的形态来获得足够的稳定性，靠基托足够的伸展、足够的密合度来获得支持力。只有具有良好固位、稳定和支持的义齿，才能恢复患者原有自然牙的部分功能。

≫ 如果要进行全口义齿修复，应该做哪些术前准备

1. 通过口腔检查若发现患者有残根、残冠及松动牙，应立即拔除。以拔除最后一颗牙计算，3 个月后方可行全口义齿修复。

2. 如有尖锐骨尖、骨突，应视情况施以骨尖、骨突修整术；过分突向颊侧的上颌结节、过大的下颌隆突影响义齿就位或戴用时，也应进行修整；唇颊沟过浅，不利于义齿固位者，则应行唇颊沟加深术。

3. 增生的黏膜组织应在修复前切除，以增加义齿稳定性。

4. 术后患者缝线拆除、伤口完全愈合后，口内无其他异常情况，方可开始制取印模，制作全口义齿。

5. 原来戴用过全口义齿的患者需重新制作时，最好先停用旧义齿 1～2 天后再制取印模，以保证印模能准确反映口腔软、硬组织的自然状态。

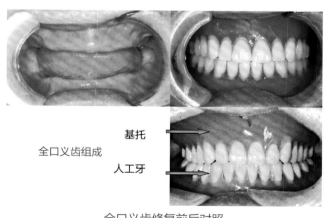

全口义齿组成

基托

人工牙

全口义齿修复前后对照

≫ 全口义齿的优点和缺点

全口义齿的优点：价格比较低廉，可以取下清洗，比较方便清洁。

全口义齿的缺点：体积较大，适应起来比较困难，有一定的异物感；依靠吸附在牙床上进行固位，使用过程中有一定的动度，若患者牙床状况不佳，可能会松脱；占据舌头活动空间，影响发音；初次佩戴的时候会有压痛，需要调改；咀嚼效率相对比较低。

≫ 种植全口义齿修复是什么

种植全口义齿是指通过在牙槽嵴内植入种植体，种植体上部放置固位装置为修复体提供固位、稳定和支持。简单的覆盖义齿在下颌可以由两个种植体支持，在上颌则需要至少四个种植体。

≫ 传统全口义齿和种植全口义齿，在选择修复方式时需考虑哪些因素

1. 患者的要求　由于种植义齿价格贵、制作过程复杂、戴用义齿后的随访要求也高，因此，必须在患者知晓了种植义齿的基本情况后提出种植义齿修复的要求。这是保证患者有良好合作、最终效果满意的基本条件。

2. 患者的口腔条件　对下颌牙槽嵴低平、用普通全口义齿难以满足咀嚼功能者，以及口腔黏膜对义齿基托材料过敏者，可优先推荐选择种植义齿，但要求患者的上、下颌弓关系及颌间距离基本正常。

3. 患者的全身状况　患者的年龄及全身状况能经受种植手术及反复多次就诊需要。

» 吸附性义齿是什么

全口吸附性义齿是目前最先进的全口义齿制作系统，它遵循了生物功能原则，对患者的口腔情况进行充分利用，通过移动性黏膜有效地封闭了整个义齿基托边缘，使义齿具有更好的吸附力，更加稳定牢固，让患者能更好地吞咽咀嚼，且不易脱落。

十三、佩戴活动假牙后应该注意什么

佩戴活动假牙可能会出现许多意想不到的问题，应注意以下事项。

1. 初戴假牙时，口内常有异物感，唾液增多或恶心，有的发音不清、咀嚼不便，属于正常现象，不久便可消失。

2. 摘取假牙最好推拉基托边缘，而不要以强力拉卡环，以免卡环变形。戴假牙时，用手就位后再咬合，绝不可以用牙咬合就位，以免损坏假牙。

3. 初戴假牙不宜吃硬食，应先练习吃软的食物，待适应后再逐渐咀嚼较硬而脆的食物。

4. 初戴假牙后，可能有黏膜压痛现象，甚至出现黏膜溃疡，应及时到医师处复诊。在修复前一天要坚持戴义齿，以便准确找到压痛点，从而进行调改。

5. 饭后应取下假牙清洗干净后再戴上，以免食物残渣沉积于假牙上。睡前应取下假牙，用牙膏刷洗干净，置于冷水中。

6. 假牙戴用后，如有不适，应及时到医院复诊。不宜长期不戴，否则因假牙变形或口腔内组织的变化，使假牙不能正常使用。饭后应将假牙取下，并将口腔内真牙邻接面的食物残渣刷净，以免真牙发生龋坏。

7. 戴用假牙后，每隔半年至 1 年到医院复诊 1 次，检查口腔内支持组织的健康状况和假牙的使用情况。

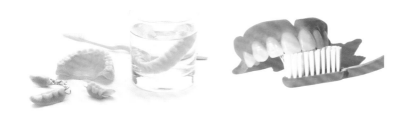

十四、牙齿变色是什么？不磨牙的情况下该如何改善呢

牙齿变色是由多种因素引起的。健康牙齿长期食用颜色深的食物、药物或者使用漱口水等，可导致牙釉质层甚至牙本质染色呈现黄色或灰色。死髓牙或受到外伤的牙齿由于牙髓坏死时间长了就会变色。氟斑牙会出现黄斑、白斑。正畸后牙齿表面釉质脱矿、酸蚀脱矿或者发育过程中牙体也会出现白斑。

目前修复科针对牙齿变色有两种漂白方式。

首先，推荐家庭美白（也叫夜间美白）。使用低浓度的氧化剂，晚上睡觉佩戴 8～10 小时，大约佩戴 1 个月。这种方法效果显著且持久，牙齿敏感概率低，敏感不适程度小。漂白之后的颜色可以维持 2 年，2 年后可以再佩戴 1 至 2 个晚上，就可以再次达到之前的漂白效果。

其次，诊室美白。使用 35% ~ 40% 过氧化氢等强氧化剂，3 个疗程左右（每周 1 次）就可以达到比较满意的效果。诊室美白的缺点是漂白剂浓度高，虽然能快速美白，但是牙齿敏感的概率大大升高，效果和持久度同家庭美白。

牙齿漂白可配合微研磨及渗透树脂等方法进一步改善牙齿颜色。

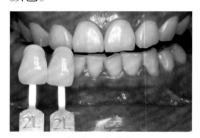

健康牙齿变色

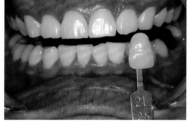

家庭美白 1 个月

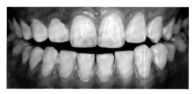

轻度氟斑牙

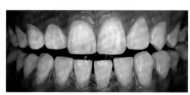

微研磨后

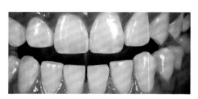

渗透树脂即刻

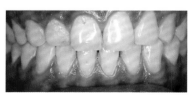

两年半后复查